I0068954

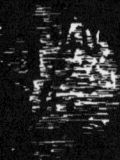

SOCIÉTÉ DE MÉDECINE ET DE CHIRURGIE

DE BORDEAUX

DES RÉFORMES

DONT NOS INSTITUTIONS D'HYGIÈNE PUBLIQUE SONT SUSCEPTIBLES

MÉMOIRES

LUS A LA SOCIÉTÉ

PAR MM. LES DOCTEURS ARMAINGAUD ET LEVIEUX

suivis

des discussions auxquelles ces mémoires ont donné lieu

BORDEAUX

IMPRIMERIE G. GOUNOUILHOU

RUE GUIRAUDE, 11

1873

SOCIÉTÉ DE MÉDECINE ET DE CHIRURGIE

DE BORDEAUX

DES RÉFORMES

DONT NOS INSTITUTIONS D'HYGIÈNE PUBLIQUE SONT SUSCEPTIBLES

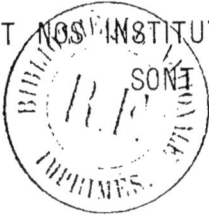

MÉMOIRES

LUS A LA SOCIÉTÉ

PAR MM. LES DOCTEURS ARMAINGAUD ET LEVIEUX

suivis

des discussions auxquelles ces mémoires ont donné lieu

BORDEAUX

IMPRIMERIE G. GOUNOUILHOU

RUE GUIRAUDE, 11

—

1873

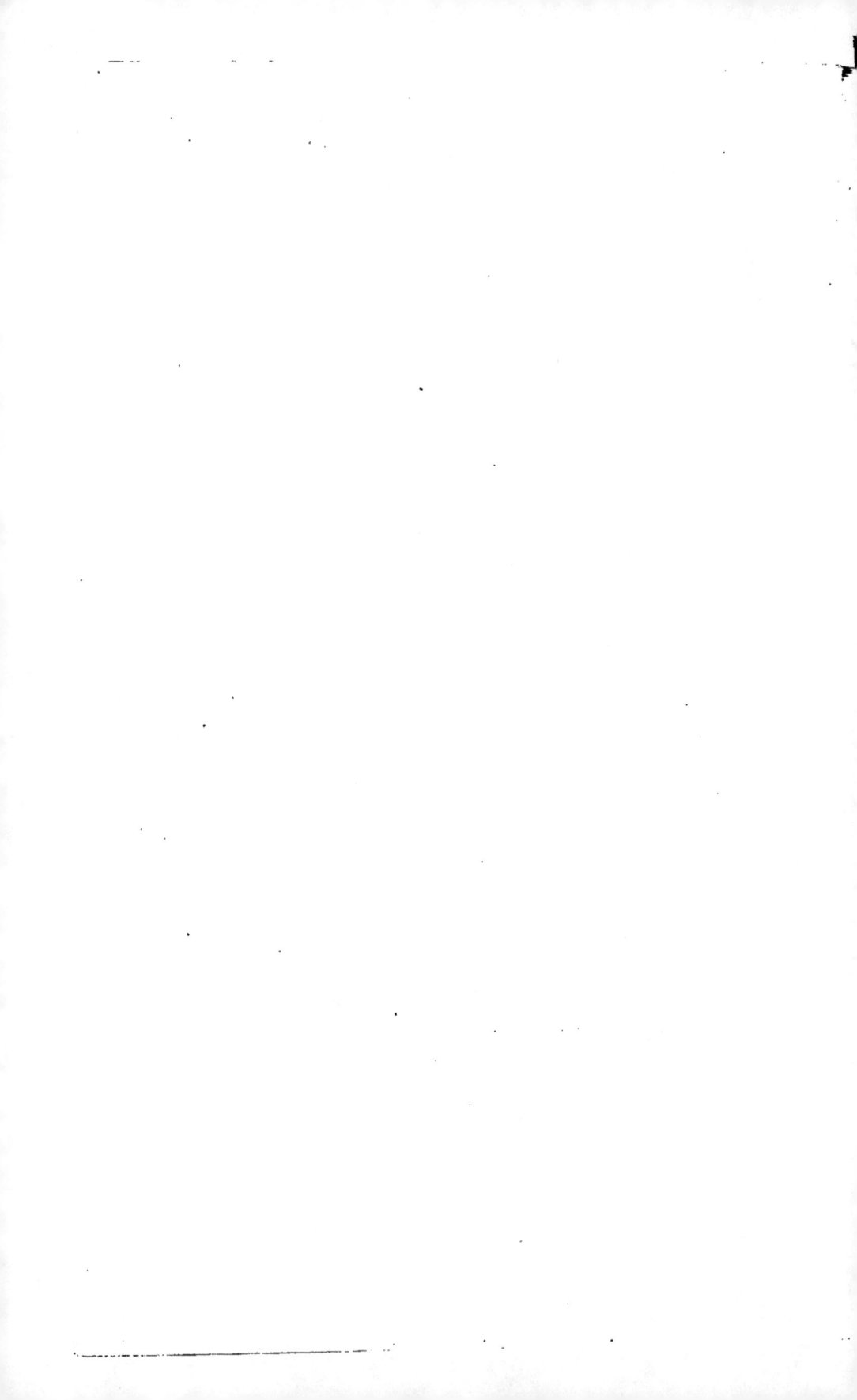

EXTRAIT DU PROCÈS-VERBAL

de la séance du 28 novembre 1873.

La *Société de Médecine et de Chirurgie de Bordeaux*, après avoir entendu la lecture du travail de M. le Dr Armaingaud, la réponse de M. le Dr Levieux, et la discussion à laquelle ces deux Mémoires ont donné lieu,

Considérant que les questions d'hygiène s'imposent d'urgence dans les conditions d'existence des sociétés modernes,

Considérant que nos institutions actuelles ont déjà rendu des services, mais qu'elles laissent beaucoup à désirer au triple point de vue de leur organisation, de leur fonctionnement et de leur application pratique,

Décide que ces Mémoires et la discussion qui a suivi seront envoyés aux Sociétés savantes, au Conseil général de la Gironde et à l'Assemblée nationale.

Elle émet en outre le vœu que de sérieuses améliorations soient apportées dans l'ensemble de nos institutions d'hygiène publique et de salubrité.

SOCIÉTÉ

DE

MÉDECINE ET DE CHIRURGIE

DE BORDEAUX.

M. LE Dr ARMAINGAUD.

De nos Institutions d'hygiène publique et de la nécessité de les réformer.

MESSIEURS,

Sous le coup des terribles désastres qui ont si profondément troublé notre vie nationale, sans pourtant nous abattre, un énergique mouvement de régénération s'est manifesté dans tout le pays.

Tous les esprits élevés, tous les cœurs patriotes, tous les hommes de bonne volonté recherchent avec ardeur les causes profondes de nos malheurs, le secret de nos chutes et les moyens de nous relever de l'abaissement où nous étions tombés. Chacun, se plaçant au point de vue qui lui est propre, et envisageant exclusivement telle ou telle face de la question si précipitamment posée par les événements, a montré du doigt la plaie qu'il fallait guérir. Mais, tout en reconnaissant que d'utiles indications pour notre régénération nous sont venues de bien des côtés différents, tout en remarquant que les chefs militaires, les publicistes, les orateurs, les hommes d'État, apportent chaque jour leur contingent d'efforts à l'œuvre commune, je crois que les hommes voués aux découvertes de la science, à leur enseignement et à leur diffusion, ont, plus que tous les autres, mis le doigt sur le mal et sur le remède, en disant que ce qui manque le plus à la société française, et ce qu'il importe le plus de lui inculquer, c'est l'*esprit scientifique,* également ennemi des fausses terreurs et des folles espérances, et la claire notion de la nécessité, de jour en jour plus évidente, d'appliquer la méthode expérimentale jusque dans l'ordre social et moral le plus élevé.

Dans la première session de l'*Association française pour l'avancement des sciences,* M. de Quatrefages a exprimé la même pensée dans un langage éloquent, que vous avez couvert de vos chaleureux applaudissements. Mais je tiens surtout à vous rappeler le passage de son discours où il exprime le regret de voir les administrateurs faire trop rarement appel aux lumières de la science, parce que ses belles paroles viennent complètement à l'appui de la revendication que je viens faire devant vous au nom des intérêts de la santé publique et de la prospérité physique de la nation. « L'agriculteur, l'industriel, l'officier, nous a-t-il dit, ne peuvent posséder toutes les sciences dont le concours leur est nécessaire. Ils ne sauraient résoudre à eux seuls tous les problèmes que leur impose leur art. Il est essentiel qu'ils sachent le reconnaître et qu'ils ne craignent pas d'en appeler aux hommes spéciaux, aux hommes de science, en leur indiquant la solution désirée. Presque toujours ils répondront, comme ils le firent lorsqu'en moins d'un mois ils fournirent aux bataillons de notre première République la poudre qui manquait.

» Telle est aussi la conduite que je voudrais voir tenir par nos législateurs, par nos administrateurs, par tous ceux qui ont en main nos destinées sociales et qui font les affaires de la nation. Eux aussi se trouvent à chaque instant en face de questions très scientifiques au fond. S'ils consultaient plus souvent les savants, ils économiseraient bien des ressources jusqu'ici gaspillées; ils utiliseraient bien des forces vives qui s'égarent et s'amortissent par leur faute. En parlant ainsi, je n'incrimine pas les intentions, mais j'accuse hautement l'absence de notions scientifiques. Seules elles permettent d'apercevoir, tantôt le mal à éviter, tantôt le bien à faire. Or, comment chercher à résoudre des problèmes dont on ne soupçonne même pas l'existence? »

Eh bien! Messieurs, cette revendication si opportune en faveur de l'intervention de la science en général, je voudrais aujourd'hui, en quelques mots, la faire devant vous, en faveur de cette branche des sciences médicales qui a pour but l'amélioration des conditions essentielles de la vie humaine par l'application *administrative* des règles de l'hygiène et de la salubrité publiques.

En effet, je n'aurai pas de peine à vous le démontrer, l'organisation de nos institutions d'hygiène publique et administrative n'est nullement en rapport avec l'état avancé de la médecine préventive et avec les exigences croissantes de la civilisation moderne; et sous ce rapport, comme sous bien d'autres, nous nous sommes laissé devancer par les nations voisines.

Depuis bien des années déjà, des réclamations souvent réitérées se sont fait entendre au milieu des Corps savants; l'insuffisance complète des institutions destinées à protéger la santé publique a été surabondamment mise en évidence, et les grandes illustrations de la science

médicale ont signalé aux gouvernements les vices fondamentaux de l'organisation actuelle, à savoir : l'incohérence et l'irresponsabilité; mais leur voix n'a pas été
écoutée.

Aujourd'hui le moment est venu de renouveler ces
réclamations avec plus d'énergie encore, car jamais l'intérêt personnel de chacun de nous et l'intérêt commun
de la patrie française ne se sont montrés dans une plus
étroite solidarité : l'intérêt personnel qui, se confondant
ici avec l'instinct de la conservation, veut que chacun de
nous veille sur sa santé et sur la santé des siens, et l'intérêt général de la nation qui, après les épreuves terribles
qui nous ont violemment séparés de près de deux millions
de nos compatriotes, nous commande de conserver le
plus grand nombre d'hommes possible pour la défense
du pays, et exige plus que jamais la sérieuse application
du savoir humain à la conservation, à l'amélioration et
à l'accroissement de la population française. Or, vous ne
l'ignorez pas, Messieurs, non seulement nous sommes,
parmi les grandes nations européennes, celle dont la
population s'accroît le plus lentement, mais encore notre
population est en voie de décroissance.

L'accroissement de la population résulte de l'excédant
des naissances sur les décès. Or, en France, cet excédant
va sans cesse en diminuant d'année en année, depuis
trente ans, tandis que, dans les pays voisins, cet excédant
va sans cesse en augmentant. Et la différence à notre
désavantage est telle, que si le mouvement reste ce qu'il
est aujourd'hui dans chaque nation, la population de
l'*Angleterre* sera doublée dans cinquante ans environ;
celle de la *Prusse* dans quarante-deux ans, et celle de la
France dans *cent quatre-vingts ans* seulement.

Ce qui revient à dire que, dans cinquante ans, la

population de l'Angleterre sera de cinquante-deux millions d'habitants; que celle de l'Allemagne se sera élevée à plus de soixante-dix millions, tandis que dans le même moment la France comptera quarante-cinq millions d'habitants.

On peut entrevoir, d'après ces chiffres, toute l'étendue du mal dont nous sommes atteints, et la périlleuse situation dans laquelle il nous place. Or, on ne peut espérer d'atténuer les lamentables effets de cette tendance du mouvement de notre population, qu'en agissant à la fois sur les deux principaux facteurs qui le produisent, à savoir, la *natalité* qu'il faut augmenter, et la *mortalité* qu'il faut diminuer. En dehors d'une bonne loi militaire (qui est encore à faire, car la nouvelle loi ne tient que fort peu de compte des importantes révélations de la démographie), nous ne pouvons agir que très indirectement sur la natalité. Mais sur la *mortalité*, nous pouvons, au contraire, exercer une action directe par une organisation plus efficace de l'hygiène publique. Et c'est cette considération qui m'a déterminé à vous soumettre quelques observations sur nos institutions d'hygyène publique. Dans une des premières séances de l'*Académie des Sciences* qui suivirent le premier siège de Paris, M. Henri Sainte-Claire Deville déclarait avec raison qu'il fallait chercher la cause de nos désastres dans notre infériorité scientifique, et « dans le régime qui nous écrase depuis quatre-vingts ans, régime qui subordonne les hommes de la science aux hommes de la politique et de l'administration; régime qui fait traiter les affaires de la science, leur propagation, leur enseignement et leur application, par des corps ou des bureaux où manque la compétence, et par suite l'amour du progrès. » Ces paroles sont pleinement applicables à nos institutions

d'hygiène, et les vices de notre organisation sont telle-
ment évidents, et ils tiennent si étroitement à l'oubli des
principes les plus élémentaires d'une bonne administration publique, qu'on peut les exposer en bien peu de mots.

La surveillance et la protection de la santé publique
sont placées entre les mains de l'autorité administrative
d'une part, et des Conseils d'hygiène et de salubrité
publiques d'autre part (¹). Les Conseils d'hygiène indi-
quent les mesures à prendre, et l'Administration les
réalise par des décrets et règlements sanitaires.

Ces Conseils sont de trois ordres :

Commissions cantonales,

Conseils d'hygiène d'arrondissements,

Conseils d'hygiène départementaux.

Enfin, cette organisation est complétée par l'établissement auprès du ministre de l'agriculture et du commerce
d'un *Comité central consultatif d'hygiène publique,* auquel
viennent aboutir tous les travaux des Comités locaux, et
qui a pour mission d'éclairer l'autorité dans les questions
sanitaires, *lorsqu'elle réclame ses lumières.*

Je n'ai pas à m'occuper des Conseils de canton et
d'arrondissement, car ils n'existent que de nom, pour
la plupart; en réalité ils ne fonctionnent pas.

Les *Conseils départementaux d'hygiène publique* et le
Comité central siégeant à Paris ont seuls une existence
réelle.

Leur premier défaut, c'est qu'ils manquent des garanties suffisantes d'indépendance vis-à-vis du pouvoir, puisque leurs membres sont désignés par le préfet ou par le
ministre, au lieu d'être nommés à l'élection par les corps
compétents. N'est-il pas évident, en effet, que ni les

(¹) Voir l'excellent *Dictionnaire d'hygiène publique* du professeur Tardieu,
t. I, p. 575, 2ᵉ édition, 1862.

préfets ni le ministre n'ont la compétence nécessaire pour décider quels sont les quinze ou vingt médecins, pharmaciens, vétérinaires, architectes, ingénieurs, du département ou de la capitale, qui sont le plus aptes à éclairer l'autorité sur la solution des questions qui intéressent la santé publique?

Il est donc absolument nécessaire de modifier profondément le mode de recrutement de ces Conseils, et je crois être ici l'écho de l'opinion publique médicale en demandant que les médecins membres du Conseil d'hygiène soient désormais désignés par le suffrage des médecins et des Sociétés et Académies de Médecine.

Ce mode de nomination a d'ailleurs été réclamé dès le début de l'organisation actuelle. Royer-Collard, dans son projet d'organisation de l'hygiène publique, adressé au ministre des travaux publics en 1848, s'exprime ainsi : « Pour ce qui est du mode de nomination des membres des Conseils, il nous a paru juste de décider que les médecins, pharmaciens et vétérinaires seront élus par leurs confrères, réunis en un seul corps d'électeurs. » Le ministre du commerce, M. Thouret, adopta pleinement les dispositions libérales de ce projet; mais le Conseil d'État se refusa à les admettre, et fit décider que les membres des Conseils seraient nommés par les préfets, au grand regret du ministre, qui, dans son *Rapport au Président du Conseil des ministres* (18 octobre 1848), exprime nettement sa pensée sur ce point : « Je regrette vivement, dit-il, que, malgré l'insistance de mon ministère, le Conseil d'État n'ait pas cru pouvoir admettre le système d'organisation adopté par le Comité d'hygiène. Je crains qu'en supprimant le principe de l'élection on n'ait enlevé à l'institution des Conseils de salubrité un des principaux éléments de force et d'activité. »

Mais un défaut bien plus grave encore consiste en ce que ces Conseils manquent *absolument de toute initiative* en dehors des séances réglementaires ; ils ne peuvent se réunir que sur la convocation du préfet, qui est président de droit. En sorte que, quel que soit l'état de la santé publique, les Conseils n'ont pas le droit de se saisir des questions d'hygiène qu'ils jugeraient à prepos d'examiner dans l'intérêt de la salubrité.

Ce droit d'initiative était inscrit dans le projet primitif de Royer-Collard : « Le droit d'initiative est incontestable, nous l'avons inscrit partout aussi clairement qu'il nous a été possible ; il en est de même du droit d'avertir l'autorité et de la tenir en éveil sur tous les faits qui peuvent intéresser la santé publique ([1]); » mais le droit d'initiative fut repoussé par le Conseil d'État, au même titre que le droit d'élection.

On pourrait croire que le *Comité central consultatif* de Paris, en considération de la valeur exceptionnelle et de la haute notoriété scientifique de ses membres, jouit d'une indépendance et d'une autonomie plus grandes ; il n'en est rien. Je me bornerai à citer un fait caractéristique qui donnera une idée exacte de sa complète subordination : depuis plusieurs années et à plusieurs reprises, le Comité central d'hygiène, comprenant dans son sein des hommes tels que MM. Ambroise Tardieu, Würtz, Bussy, Bouley, Gavarret, Bergeron, Fauvel, etc., presque tous membres de l'Institut ou de l'Académie de Médecine, avait exprimé le vœu que l'Administration autorisât la publication de ses travaux. Or, cette autorisation a été constamment refusée jusqu'à la chute du gouvernement impérial, et il a fallu qu'une révolution, amenée par des

([1]) *Recueil des travaux du Comité consultatif d'hygiène publique de Paris,* t. I, p. 87, chez J.-B. Baillière.

malheurs sans précédents, vînt renverser une dynastie,
pour que cette publication fût rendue possible ; de même
qu'en 1848 il avait fallu qu'une monarchie fît place à la
République, pour que l'on songeât à s'occuper de l'organisation sérieuse des Conseils d'hygiène.

Enfin, Messieurs, quand les Conseils d'hygiène, après
avoir été saisis d'une question par le préfet, et après
l'avoir laborieusement étudiée et mûrement discutée,
sont arrivés à des conclusions pratiques et proposent
une solution, l'autorité administrative n'est nullement
obligée de tenir compte de ces conclusions. Elle peut
parfaitement passer outre, et prendre les mesures les
plus opposées à celles qui lui sont signalées par les corps
compétents qu'elle a bien voulu consulter. En un mot,
lorsqu'il s'agit de prendre des mesures qui intéressent
directement la santé des populations, et dont la solution
bonne ou mauvaise est souvent une question de vie ou de
mort pour des milliers d'êtres humains, la science ou la
compétence sont complètement subordonnées à la bureaucratie administrative ([1]).

Et je peux vous citer un exemple très récent des conséquences lamentables que peut entraîner cette absence
complète d'autorité effective des corps savants. En 1864,
il s'agissait à Paris de construire un nouvel Hôtel-Dieu.
L'Administration parisienne fit donc établir un projet de
construction ; mais bientôt la *Société de Chirurgie* de
Paris, justement émue des défectuosités du plan proposé,
prit l'initiative d'une opposition très nette et très ferme.
L'Administration préfectorale, inquiétée par ces réclamations, consulta alors, par pure formalité, une Commission
de dix-huit médecins choisis par elle. Or, cette Commis-

([1]) Voir l'éloquente revendication du Dr Lorain, *Revue des cours scientifiques*, 1870, pages 710 et suivantes.

sion de médecins, après avoir attentivement examiné ce projet et l'avoir sérieusement discuté, déclara formellement qu'il était entaché de vices radicaux; elle signala les dangers auxquels on exposait les malades en les accumulant dans un espace trop restreint, dans des bâtiments mal aménagés, au centre même de la cité. Sa conclusion fut que le plan proposé était absolument irréalisable et contraire aux règles les plus élémentaires de l'hygiène hospitalière. Enfin, le professeur Verneuil, dans le sein de la Société des médecins et chirurgiens des hôpitaux, résumait en ces termes l'opinion générale : « Si l'on tient compte de nos vœux, tant mieux; s'ils sont négligés, au moins ne sera-t-il pas dit que nous n'avons pas protesté en plein dix-neuvième siècle contre l'esprit de routine qui voudrait nous faire des hôpitaux aussi meurtriers que ceux que l'on construisait il y a trois siècles. » Mais l'Administration ne tint aucun compte de ces conseils, qu'elle n'avait demandés que pour donner une apparente satisfaction à l'opinion publique, et les constructions s'élevèrent avec rapidité.

Or aujourd'hui, après une dépense de plus de *quarante millions,* il est reconnu, par toutes les Sociétés savantes de Paris, que le nouvel Hôtel-Dieu ne peut servir comme hôpital, et quelle que soit la nouvelle destination qui sera donnée à cet immense édifice, on peut, sans exagération, évaluer à *quinze millions* la perte d'argent qui en résultera.

Et encore faut-il remarquer que les Parisiens doivent s'estimer fort heureux d'en être quittes moyennant un sacrifice pécuniaire de quinze millions, car si l'Empire ne se fût pas effondré, le prétendu Louvre de la misère serait aujourd'hui, pour la ville de Paris, un foyer d'infection, et, pour la population pauvre et souffrante, la plus meurtrière des habitations, où elle succomberait en masse, victime des maladies infectieuses et de toutes les conséquences de l'encombrement ([1]).

Eh bien! Messieurs, n'est-il pas évident que si, dans les questions qui intéressent la santé publique, la médecine administrative avait une organisation sérieuse, si les Conseils d'hygiène avaient l'autorité nécessaire pour faire prévaloir leurs décisions, de pareilles fautes, disons le mot, de pareils crimes ne seraient pas possibles?

Et ne croyez pas, Messieurs, que cette coupable négligence des intérêts de la santé publique soit un fait isolé. Comme l'a très bien démontré M. Lorain ([2]), presque toutes les grandes questions d'hygiène publique sont traitées par l'Administration avec le même dédain des données de la science. La question des hôpitaux, l'enquête sur les causes de la mortalité des nourrissons, l'organisation des inspecteurs des épidémies, n'ont pas reçu de solutions plus satisfaisantes.

Je citerai encore, comme exemple frappant de l'impuissance des Conseils d'hygiène à faire exécuter leurs prescriptions, quelques-uns des faits qui nous sont révélés par le récent Rapport du Dr Levieux sur les causes d'insalubrité de la ville de Bordeaux.

Le *Conseil d'hygiène et de salubrité* du département de la Gironde, on peut le dire hautement, est, parmi les Conseils d'hygiène de France, un de ceux dont les travaux se recommandent le plus à l'attention publique, tant par les lumières et le zèle de ses membres que par l'importance et la variété des travaux qui lui incombent dans une ville de deux cent mille habitants. Aussi, à

([1]) Voir les articles de la *Gazette hebdomadaire de médecine et de chirurgie,* janvier 1872.
([2]) *Revue des cours scientifiques,* 1870, pages 710 et suivantes.

plusieurs reprises, ce Conseil, et tout particulièrement son Président le Dr Levieux, ont-ils reçu un juste tribut d'éloges de la part des corps savants de la capitale, en raison des services exceptionnels qu'ils ont rendus. C'est vous dire, Messieurs, avec quelle déférence l'Administration devrait accueillir leurs avis, surtout lorsqu'elle les a demandés. Et cependant, si vous voulez me permettre de vous exposer sommairement quelques-unes des questions soulevées dans le Rapport du Dr Levieux, vous verrez ce corps savant se consumer en vains efforts, pendant de longues années, pour l'amélioration des conditions hygiéniques de la ville de Bordeaux; à tel point qu'il n'a fallu rien moins que l'avénement d'un gouvernement libéral pour que les prescriptions les plus urgentes fussent enfin prises en considération par une Administration municipale plus soucieuse des intérêts de la population.

ABATTOIR DE BORDEAUX. — Les abattoirs, vous le savez, Messieurs, sont rangés avec beaucoup de raison parmi les établissements insalubres de première classe : en conséquence, ils doivent être placés hors des villes, ou tout au moins à leur circonférence. Or, celui de la ville de Bordeaux se trouve très malheureusement placé, non seulement au milieu d'un quartier populeux, mais dans le centre d'établissements publics où sont appelés à séjourner, d'une manière constante, un grand nombre d'individus, tels sont : l'hospice des Vieillards, l'asile des Aliénées et le Petit-Séminaire.

Ce fatal voisinage était donc un motif sérieux pour activer la surveillance de cet établissement au point de vue sanitaire et pour améliorer son aménagement intérieur. Aussi le Conseil d'hygiène, après avoir maintes fois visité l'Abattoir, avait-il, à plusieurs reprises, nettement formulé les modifications urgentes qu'il jugeait nécessaire d'introduire dans le régime intérieur et dans l'installation de cet établissement.

Or, le Dr Levieux constate que jusqu'au jour où il rédige son Rapport, c'est-à-dire six ans après les délibérations du Conseil, aucune des mesures prescrites comme urgentes n'a été exécutée et qu'elles n'ont pas même reçu un commencement d'exécution [1].

CIMETIÈRE DE BORDEAUX. — En 1862, le Conseil d'hygiène, consulté par le préfet sur l'état du cimetière de la Chartreuse, déclare que l'état d'insalubrité de ce vaste cimetière est tel, que la santé publique en est gravement compromise, que désormais la vente de nouvelles concessions perpétuelles doit être interdite, et qu'il est urgent de chercher immédiatement un local convenable pour l'installation d'un nouveau cimetière.

Depuis lors, neuf ans se sont écoulés, les concessions perpétuelles se sont continuées, et l'emplacement du nouveau cimetière n'est pas encore trouvé, malgré tous les efforts de l'Administration actuelle, l'Administration précédente s'étant fort peu préoccupée de cette recherche.

MARAIS. — En 1860, le Conseil indique à l'Administration les mesures à prendre pour activer le dessèchement des marais de Bordeaux, de Bruges et de Rivière, qui sont un foyer d'infection pour la ville de Bordeaux; il proclame l'urgence de ces travaux, et en 1871, c'est-à-dire onze ans après, l'œuvre d'assainissement est si loin d'être accomplie, que la partie la plus dangereuse, celle qui est la plus rapprochée de la ville, est encore à l'état de bourbier infect.

[1] Depuis la publication de ce Rapport, l'Administration municipale de Bordeaux, à qui revient le mérite d'avoir provoqué cette sérieuse enquête du Conseil d'hygiène, a fait droit à ces justes réclamations, et, sur ce point comme sur les autres, les mesures conseillées sont déjà exécutées ou en voie d'exécution.

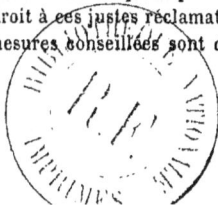

2

Je pourrais multiplier les citations, car sur presque toutes les questions de salubrité publique, les justes réclamations du Conseil ont été traitées avec le même sans-façon. Mais vous conviendrez, Messieurs, qu'une organisation qui rend possibles de pareilles négligences, et qui ne permet pas d'en faire retomber la responsabilité sur qui de droit, est au plus haut point défectueuse et demande de promptes réformes.

Je pense donc que vous n'hésiterez pas, Messieurs, à demander avec moi la réorganisation des *Conseils d'hygiène* sur les bases suivantes :

1° Élection des médecins membres du *Conseil d'hygiène* par les médecins de l'arrondissement ;

2° Obligation pour l'Administration de consulter les Conseils sur toutes les questions qui intéressent la santé publique, et surtout obligation d'exécuter les mesures qu'ils ont prescrites ([1]) ;

3° Droit d'initiative, droit de se réunir quand ils le jugeront à propos, de fixer leur ordre du jour, d'avertir l'autorité et de la tenir en éveil sur tous les faits qui peuvent intéresser la santé publique.

Tel est, Messieurs, le minimum des réformes qui doivent être demandées aujourd'hui. Mais, à mon avis, ces modifications, quelque avantageuses qu'elles soient, sont loin de répondre à tous les besoins. Lorsqu'elles seront établies, on n'aura fait, en réalité, qu'un premier pas dans la voie de la réorganisation.

Si, en effet, cessant de s'en tenir à envisager d'une manière générale les attributions des Conseils d'hygiène,

---

([1]) En cas de désaccord sérieux entre l'Administration et les *Conseils d'hygiène* départementaux, le *Comité central consultatif d'hygiène de Paris*, réuni à une Commission nommée par l'*Académie de Médecine* de Paris, pourrait être appelé à juger en appel.

on examine attentivement et avec détails quelques-unes
des questions qu'ils sont appelés à résoudre, si surtout
on considère les grandes questions d'hygiène publique et
de démographie dont la solution s'impose dans notre
état social si complexe, on arrive bien vite à cette con-
viction que des Conseils d'hygiène, même munis de
l'initiative la plus large, de l'indépendance la plus entière,
et de l'autorité la plus indiscutée, seraient impuissants
à trouver la solution de ces vastes problèmes.

Il est dit, par exemple, dans le décret d'organisation
de ces Conseils, qu'ils rassembleront et mettront en
ordre tous les documents relatifs à la *mortalité,* à la
topographie, à la *statistique médicale,* etc.

Or, n'est-il pas évident qu'une assemblée composée, en
majeure partie, de médecins praticiens quotidiennement
absorbés par leurs occupations professionnelles, n'est
nullement organisée pour exécuter un travail de ce
genre, qui exige avant tout l'unité de direction et la
continuité dans l'effort?

Est-ce un Conseil d'hygiène qui pourra constater les
causes de décès, dont la connaissance est d'un si haut
intérêt pour la solution des problèmes démographiques,
établir des tableaux statistiques d'une parfaite exactitude,
où seront consignées les causes de mort suivant les âges,
les sexes, les localités? Pourra-t-il davantage diriger les
enquêtes nécessaires pour résoudre les grandes questions
de la mortalité excessive des nourrissons, du degré de
validité physique des nouvelles générations, du mouvement progressif ou rétrograde de la population, pour
parcourir enfin ce vaste champ d'investigations que les
beaux travaux du Dʳ Bertillon ont ouvert à notre activité;
les enquêtes sur l'influence de l'état civil (mariage, céli-
bat, etc.), sur la durée de la vie et sur la santé physique

et morale ; sur l'acclimatation dans les pays chauds et la colonisation, sur les ravages de l'alcoolisme, sur les causes générales, la genèse et la prophylaxie des grandes diathèses (tuberculose, cancer, scrofule, etc.) et d'un grand nombre d'affections chroniques et héréditaires ; recherches qui certainement rentrent dans les attributions de la médecine publique et administrative, et qui ne peuvent être exécutées que par une Administration puissamment organisée? Car, comme l'enseigne depuis longtemps M. le professeur Bouchardat, dans ses cours de la Faculté de médecine de Paris, la recherche des causes et de la genèse de la phthisie pulmonaire et des autres grandes diathèses n'est pas un problème de médecine individuelle, c'est un véritable problème social et de la plus haute importance, pour la solution duquel le concours de la société tout entière est indispensable.

Pour résoudre ces vastes questions, une branche tout entière d'administration est à créer. Je n'ignore pas qu'au milieu du courant d'idées qui nous entraîne tous vers la décentralisation administrative, il semble que l'on commette un anachronisme en réclamant une intervention plus complète de l'État dans un ordre de questions jusqu'ici abandonnées, en grande partie, à l'initiative individuelle. Mais cette objection ne doit pas nous arrêter, car s'il est un ordre d'intérêts dont la gestion comporte et exige une organisation puissante et centralisée, ce sont certainement les intérêts sanitaires.

De tous les intérêts humains, aucun n'est en effet aussi absolument commun à tous les hommes réunis dans une même société ; sur toutes les autres questions, les opinions et les aspirations sont divergentes ; les points même es plus fondamentaux, tels que l'utilité de l'insruction pour le peuple, sont discutés par quelques-uns.

Mais il n'en est pas un seul, quelles que soient ses opinions politiques, sociales, religieuses, qui n'aspire à jouir d'une santé solide et d'une vie prolongée. Par conséquent, si la science possède réellement les moyens d'accroître la prospérité physique des populations et de prolonger la durée de la vie, et que ces moyens ne puissent être mis en œuvre que par une organisation administrative puissante et un nouvel ordre de fonctionnaires, il n'y a pas à hésiter : créons cette organisation et ce nouvel ordre de fonctionnaires, sauf à supprimer ou à réduire d'autres branches de l'administration qui seraient reconnues moins utiles.

Du reste, Messieurs, bien que je fusse profondément convaincu de la nécessité d'une pareille création, peut-être n'aurais-je pas osé prendre devant vous l'initiative de cette proposition, si je n'avais été précédé dans cette voie par d'illustres devanciers et par un grand nombre de savants, sur l'autorité desquels je ne négligerai pas de m'appuyer.

M. Michel Lévy, inspecteur du service de santé des armées et l'un de nos plus savants hygiénistes, énumérant les défectuosités du service de la médecine publique dans notre pays, s'exprime ainsi : « Les Conseils d'hygiène d'arrondissement existent à peine, les rapports de l'Académie prouvent l'insuffisance de la prophylaxie officielle, la répétition des mêmes épidémies dans les mêmes localités, etc. Et il en sera ainsi tant que la médecine, dénuée d'initiative, subordonnée partout à la bureaucratie administrative, n'aura pas sa place dans le cycle des autorités du pays (1). »

Et M. Littré, qui cite ces paroles, ajoute que non seu-

---

(1) Michel Lévy, *Traité d'hygiène*, t. II, p. 378, 5ᵉ édition.

lement il s'y associe, mais qu'il va plus loin : « Je me
suis bien des fois demandé, dit-il (¹), comment il se
faisait que dans les États civilisés il n'y eût pas un ministère spécial de la santé publique... Une telle idée me
paraît assez mûre pour s'offrir à d'autres qu'à moi et
pour attirer leur attention. Les grands ministères de la
consommation et de la production, tels que les finances,
l'agriculture, le commerce, l'industrie, les travaux
publics, jouent dans le corps social le rôle des fonctions
nutritives dans l'industrie. Celui de l'instruction publique,
avec sa gestion des établissements consacrés aux lettres,
aux arts, aux sciences, répond aux facultés supérieures
de l'intelligence et de la moralité. Entre les deux est une
lacune, à savoir : le soin du corps, l'entretien de la santé
des populations, en un mot, l'ensemble de l'hygiène
publique. La lacune était inaperçue tant que les populations n'avaient pas souci d'elles-mêmes, tant que les
Administrations ne savaient à qui s'adresser, tant que la
médecine ne se voyait pas assez forte pour intervenir.
Aujourd'hui, les trois conditions sont remplies; les
populations veillent sur elles-mêmes, les Administrations
s'empressent, et la médecine est devenue capable de
diriger, de la façon la plus utile à l'individu et à l'État,
ce grand mouvement de la maladie et de la santé, de vie
et de mort qui amène à la lumière chaque génération,
pour la coucher à son tour dans le tombeau après sa
tâche accomplie. » Eh bien! Messieurs, cette idée émise
par M. Littré, de la création d'un ministère d'hygiène
publique, qui peut, au premier abord, paraître trop
ambitieuse, et qui, selon moi, répond entièrement à la
situation, cette idée est sur le point d'être réalisée par la

(¹) *Médecine et Médecins*, par E. Littré, membre de l'Institut, p. 284.

nation anglaise, qui est la nation pratique par excellence. Un projet de loi proposé au Parlement porte, en effet, les principales dispositions suivantes (1) :

L'autorité centrale préposée à l'administration des lois concernant la *santé publique* et l'*assistance* sera dévolue à un seul ministre, qui ajoutera à son titre ancien celui de *ministre de la santé et de l'assistance publiques.*

L'Angleterre sera divisée en circonscriptions sanitaires, ayant chacune leur autorité locale chargée de veiller sur la santé publique et sur tout ce qui concerne l'assainissement des localités.

Cette autorité locale aura sous ses ordres un certain nombre d'agents chargés de faire exécuter ses prescriptions (officiers sanitaires).

Ils seront subordonnés aux autorités sanitaires centrales. Enfin, leur indépendance est assurée vis-à-vis des autres administrations; ils dépendront uniquement du Conseil sanitaire du district et de la Direction sanitaire centrale.

Les attributions de ces officiers sanitaires seront fort étendues; elles comprendront les objets suivants :

1° Ils auront à signaler les causes locales préjudiciant à la santé publique dans leur district; en informer les autorités et suggérer les moyens d'y remédier;

2° Dénoncer les cas de maladies épidémiques, endémiques ou contagieuses et les causes locales propres à les propager, et adresser sur tous ces points un rapport au Conseil supérieur de santé;

3° Dire quelle est la qualité des eaux potables et en signaler les impuretés, ainsi que les causes qui peuvent altérer la pureté des eaux dans les réservoirs;

(1) *Revue scientifique*, 2ᵉ année, 2ᵉ série, n° 1, 1872.

4° Inspecter les denrées alimentaires : viande, poisson, lait, thé, mises en vente et en donner leur avis ;

5° Signaler les sources d'émanations mal odorantes ou nuisibles, industrielles ou autres, et l'infection de l'air par les égouts, réservoirs ou autres causes ;

6° Recueillir et rapporter chaque semaine les cas de maladies, en indiquer la nature et les suites ;

7° Présenter tous les trois mois ou annuellement un rapport et un tableau relativement aux maladies et à la mortalité du district, et fournir au Conseil du gouvernement local toutes indications et tous renseignements qu'il demanderait.

Vous le voyez, Messieurs, par ce court exposé du projet de loi, dont déjà plusieurs parties sont adoptées, l'Angleterre est entrée dans la voie des réformes sérieuses et des modifications profondes touchant l'administration de la médecine publique. Devons-nous la suivre dans cette voie, ou devons-nous, en dépit de nos bouleversements périodiques, toujours rester dans l'ornière de la routine?

Pour moi, Messieurs, la réponse n'est pas douteuse, et j'espère qu'elle ne le sera pas davantage pour vous.

J'aurais donc voulu faire avec vous une étude approfondie du projet de loi britannique, afin d'examiner jusqu'à quel point nous pourrions approprier à notre usage les principales dispositions qu'il contient, et les adapter à nos divisions administratives; mais la lecture de ce travail sera mieux placée peut-être dans le cours de la discussion, et, ne voulant pas abuser plus longtemps de votre bienveillante attention, je me borne à demander que la discussion soit ouverte sur la nécessité de réorganiser nos institutions d'hygiène publique.

———

M. LE Dʳ LEVIEUX.

Que faut-il penser de nos institutions d'hygiène publique et de salubrité?

Le travail de M. le Dʳ Armaingaud, *sur la nécessité de réformer nos institutions d'hygiène publique,* est une œuvre à la fois trop sérieuse et trop utile pour que le silence puisse se faire autour d'elle.

Si cependant je prends aujourd'hui la parole pour répondre à notre honorable collègue, c'est bien moins, croyez-le, Messieurs, dans le but de faire prévaloir des opinions qui, en réalité, s'éloignent peu des siennes, que pour remercier la Société d'avoir bien voulu différer cette discussion jusqu'à ce qu'il me fût possible d'y prendre part.

Il faut remonter au commencement du siècle pour trouver, relativement à l'hygiène publique, une véritable création administrative. C'est en effet en 1802, dans le mois de juillet (18 messidor an X), que M. le conseiller d'État, comte Dubois, préfet de police, institua à Paris un Conseil de salubrité se composant de MM. Parmentier, Dupuytren, Deyeux, Huzard père, Leroux, Cadet Gassicour et Thouret.

Pendant les premières années, ce Conseil s'occupa de questions générales d'hygiène, telles que régime et amélioration des prisons et maisons de détention, voiries, cimetières, remèdes secrets, eaux minérales, boissons falsifiées, substances, épidémies, épizooties, rage, champignons vénéneux, topographie médicale du département de la Seine; mais, à partir de l'année 1811, les travaux de ce Conseil durent prendre une plus grande extension, par suite de la promulgation d'un décret qu'il avait certainement provoqué, et qui, en assignant à chaque industrie un classement particulier, imposait à chacune d'elles des obligations spéciales. Je veux parler du fameux décret du 15 octobre 1810.

Ce n'est que vingt-neuf ans après, à la révolution de 1830, que cet exemple, donné par Paris, fut suivi dans quelques départements, et celui de la Gironde fut au nombre des privilégiés.

Par un arrêté en date du 9 août 1831, M. le comte de Preissac, préfet de la Gironde, instituait à Bordeaux un Conseil de salubrité, composé de dix-sept médecins et de quatre pharmaciens. Ce Conseil, qui devait émettre un avis sur toutes les demandes en autorisation pour des établissements insalubres ou incommodes, avait aussi pour mission de traiter, soit spontanément, soit sur la demande de l'Administration, toutes les questions qui pouvaient intéresser la santé publique. Puis, par un second arrêté du 13 avril 1844, M. le baron Sers réduisait à dix les membres titulaires (huit médecins et deux pharmaciens); nommait cinq membres adjoints, et désignait, comme membres de droit, le médecin des épidémies, l'ingénieur en chef des mines, le professeur de chimie à la Faculté des sciences, le professeur d'hygiène à l'École préparatoire de médecine et de pharmacie, enfin le médecin vétérinaire employé au traitement des épizooties.

Les travaux de ce Conseil n'ont pas été considérables; ses réunions étaient rares; on n'entendait généralement dans chacune d'elles que des rapports sur des établissements industriels; cependant on trouve dans les deux volumes qui ont été publiés depuis sa création en 1831, jusqu'en 1849, quelques mémoires d'une certaine importance sur la pellagre des landes, sur les marais de

Blanquefort et de Bruges, sur les eaux de la ville de Bordeaux, sur la police sanitaire des filles publiques.

Vous remarquerez, Messieurs, que jusqu'ici toutes ces créations sont départementales, qu'elles appartiennent exclusivement à l'initiative des préfets et qu'elles méritent par conséquent, au plus haut degré, le reproche d'incohérence et d'irresponsabilité qui pourrait leur être adressé à juste titre.

En est-il de même de nos institutions actuelles ?

Par décret du 18 décembre 1848, le général Cavaignac, président du Conseil des ministres, chargé du pouvoir exécutif, sur le rapport de M. Thouret, ministre de l'agriculture et des travaux publics, le Conseil d'État entendu, institua, pour toute la France, un Conseil d'hygiène publique et de salubrité dans chaque arrondissement, plus, au chef-lieu, un Conseil *central* ayant pour mission de donner son avis :

1° Sur toutes les questions d'hygiène publique qui pourraient lui être soumises ou sur lesquelles il jugerait nécessaire d'appeler l'attention du préfet ;

2° Sur les questions communes à plusieurs arrondissements ou relatives au département tout entier ;

3° Sur les travaux des Conseils d'arrondissement, qu'il sera chargé de centraliser et de coordonner.

Ces Conseils furent composés de médecins, de pharmaciens ou chimistes, de vétérinaires, d'ingénieurs, d'agriculteurs ou d'industriels, laissés à la nomination du Préfet, mais auxquels devaient s'adjoindre de droit le médecin des épidémies, l'ingénieur en chef des mines, l'ingénieur en chef des ponts et chaussées, l'intendant militaire, plus les chefs de division de la préfecture dans les attributions desquels se trouvent la salubrité, la voirie et les hôpitaux.

. Notre collègue préférerait que les médecins qui en font

partie fussent élus par leurs confrères de chaque arrondissement ; il serait possible, en effet, que, de cette façon, les choix fussent plus éclairés, mais ces membres, qui sont d'ailleurs en minorité relative, n'y gagneraient peut-être pas une grande autorité, et le Conseil y perdrait son homogénéité d'origine.

La présidence du préfet, et par suite l'obligation dans laquelle on se trouve de l'informer des réunions en lui adressant l'ordre du jour de chaque séance, serait-elle un obstacle à la spontanéité des Conseils d'hygiène et à leur liberté d'action ?

Non seulement je n'ai pas de motifs de le croire, mais j'ai pu remarquer, au contraire, que les préfets saisissent presque toujours avec empressement les occasions de s'appuyer sur les questions de salubrité publique, comme venant en aide à l'accomplissement de certains projets dont l'exécution présente des difficultés plus ou moins grandes ; et je dois même ajouter que les séances présidées par eux sont bien autrement fructueuses que les autres, au point de vue des résultats obtenus.

Quant au droit d'initiative, il est affirmé de la façon la plus précise et la plus nette par une instruction ministérielle d'où j'extrais le passage suivant :

« C'est pour ne pas s'être suffisamment rendu compte du but élevé de l'institution des Conseils d'hygiène que, dans certains arrondissements, ils se sont crus privés de l'initiative nécessaire à leur action efficace. Placés près de l'Administration pour répondre à son appel et pour l'éclairer de ses avis, *ils ne sauraient se dispenser,* tout en restant dans la limite de leurs attributions, de recueillir *spontanément* tous les renseignements qui intéressent l'hygiène des localités de leurs circonscriptions, et de signaler à l'autorité les mesures d'assainissement ainsi que les améliorations qui peuvent leur paraître utiles. Il n'est pas douteux que l'Administration s'empresse de les réaliser toutes les fois qu'il lui sera possible de le faire (¹). »

Il est malheureusement hors de doute que la plupart des Conseils d'hygiène ne fonctionnent que d'une manière très incomplète. Ce fait regrettable est démontré par le nombre restreint de départements avec lesquels peut avoir lieu l'échange de nos actes, échange qui, s'il pouvait se généraliser, constituerait un si riche et si utile recueil! Mais est-ce l'institution qu'il faut accuser?... Non, Messieurs : c'est le laisser-aller de certains préfets qui ne provoquent des réunions que très rarement, et qui ne les président jamais; c'est la parcimonie de la plupart des Conseils généraux, qui n'allouent que des sommes absolument insuffisantes pour les frais de déplacement et d'impression; c'est enfin le peu d'empressement des membres eux-mêmes à s'occuper des affaires qui leur incombent.

Les Comités d'hygiène, il faut se le persuader, sont absolument comme les Sociétés savantes; leur importance se mesure à leur activité; et vous savez aussi bien que moi, qu'en ce monde on n'a jamais que la valeur qu'on se donne par le travail ou par les services rendus.

Si le Conseil de salubrité de la Gironde a une certaine notoriété, il la doit exclusivement à ce qu'il a beaucoup

---

(¹) Quelques jours après la lecture de ce travail, je recevais de M. le Préfet de la Gironde une circulaire à laquelle j'emprunte, comme nouvelle preuve de ce que j'avance, le paragraphe ci-après.

« J'ajoute que sur toutes les questions d'hygiène *le droit d'initiative des Conseils est complet;* l'Administration sera toujours empressée à profiter des renseignements et des études que ces Conseils lui soumettraient.

» Signé : J. DE LA BOUILLERIE,
» *Ministre de l'Agriculture et du Commerce.*

» Versailles, 2 juillet 1873. »

travaillé, à ce qu'il a publié quatorze volumes ; qu'il a
touché à presque toutes les questions d'hygiène publique,
industrielle ou sociale.

Aussi qu'arrive-t-il ? C'est que dans la nouvelle nomen-
clature des classements industriels, on compte assez
bon nombre de rectifications dues à son initiative ; c'est
que le décret relatif à la vente du pétrole est la repro-
duction *littérale* de ses propositions ; c'est que notre
Administration des hospices ne tente pas la moindre
modification économique dans le régime de ses établissements hospitaliers (et puisse-t-elle s'arrêter dans cette
voie regrettable !) sans lui demander son avis ; c'est qu'il
est représenté par deux de ses membres au sein du
Conseil sanitaire de la Gironde ; c'est que pas une affaire
d'une certaine importance, quand la santé publique peut
y être mêlée de près ou de loin, n'est soulevée par l'Administration municipale sans qu'elle le consulte : hier,
c'était sur un mode particulier d'inhumation ; aujourd'hui,
c'est sur la translation probable du lycée à la caserne
des Fossés ; enfin, il n'est pas jusqu'aux grandes questions d'économie politique et sociale qui ne lui incombent,
car je viens de recevoir un long questionnaire relatif à
l'enquête parlementaire sur les conditions du travail en
France, questionnaire dans lequel sont successivement
étudiées la situation matérielle, économique, intellec-
tuelle et morale de l'ouvrier, la question du travail,
celle des salaires, celle des rapports entre les ouvriers
et les patrons.

Est-il possible, je le demande, de toucher à des sujets
à la fois plus sérieux et plus palpitants d'actualité ?

M. Armaingaud a la bonté de m'attribuer une certaine
influence sur l'accomplissement de cette œuvre d'utilité
publique ; je le remercie de cette appréciation bienveil-

lante, mais je dois à la vérité de déclarer que c'est une
œuvre collective qui se continue avec le concours per-
sévérant et dévoué de chacun de nous.

Peut-être ai-je dû lutter quelquefois contre certains
découragements, qui résultaient de la trop fréquente
inexécution des conditions imposées ou de l'apparent
oubli de nos conseils! Je suis heureux de pouvoir dire
que, dans ces circonstances, j'ai fait appel à l'affectueuse
sympathie de mes collègues, et que j'ai dû souvent à
l'amitié des sacrifices de temps et de veilles que je
n'aurais pas osé leur demander comme surcroît de dette
à la chose publique.

Si maintenant à l'organisation des Conseils d'hygiène
qui embrasse la France entière nous ajoutons l'institution des médecins des épidémies, celle des Commissions
d'inspection des pharmacies, drogueries, herboristeries
et magasins d'épiceries; celle d'un inspecteur général
des services sanitaires, qui a plus spécialement pour
mission de traiter les questions internationales; celle
toute récente des Commissions sanitaires; celle enfin du
Comité consultatif d'hygiène de France qui centralise
tous les autres, sera-t-il absolument vrai de dire *que nos*
institutions d'hygiène publique et administrative ne sont en
rapport ni avec l'état avancé de la médecine préventive, ni
avec les exigences croissantes de la civilisation moderne, ET
QUE, SOUS CE RAPPORT COMME SOUS TANT D'AUTRES, NOUS
NOUS SOMMES LAISSÉ DEVANCER PAR LES NATIONS VOISINES?

Il est admis, je le sais, depuis nos récents désastres,
qu'on ne peut plus écrire une ligne, ni prononcer un
discours sur une question quelconque de science, d'industrie, d'économie politique ou sociale, sans reproduire
cette phrase qui semble avoir été stéréotypée sur un
même modèle, que nous nous laissons constamment, et

en toutes choses, devancer par les nations voisines.

Je ne saurais m'associer à une formule sous laquelle se cache un reste d'enthousiasme germanique mal dissimulé. Je me demande d'ailleurs, Messieurs, quelles sont donc les sciences dans lesquelles les nations étrangères nous devancent de si loin? Est-ce la médecine, par exemple, et leur clinique est-elle de beaucoup supérieure à la nôtre? Quand on a eu le bonheur d'être l'élève des Andral, des Chaumel, des Rostan, des Louis, des Cruveilhier, des Bouillaud; quand on a vu ces grands maîtres au lit du malade, je ne crois pas qu'on puisse rien envier à aucune autre nation; je ne sais même pas si nous n'aurions pas mieux fait de garder la couleur locale et de conserver les traditions simples, sérieuses, scientifiques, en même temps qu'humanitaires, de ces professeurs illustres.

Il est vrai qu'au sortir de leur salle d'hôpital, ils n'allaient pas s'enfermer dans un cabinet d'alchimiste, au milieu de réactifs de toutes sortes, de thermomètres de tous genres, de tracés sphygmographiques de toutes formes, de microscopes de tous les grossissements; mais le malade n'était pas pour eux un sujet d'expérience, et leur thérapeutique, généralement sobre et raisonnée, n'avait rien qui tînt à la fois de la polypharmacie et de l'empirisme.

Je ne voudrais cependant pas vous laisser croire, Messieurs, que je refuse toute valeur aux moyens d'observation que la médecine moderne a mis entre nos mains; ce que je me borne à désapprouver, ce que je regrette, c'est l'abus de leur application ou la généralisation systématique de leur emploi.

Revenons maintenant à notre sujet, dont je vous demande pardon de m'être un instant écarté, et recherchons quelles sont les améliorations qui pourraient être introduites dans l'organisation actuelle de l'hygiène publique en France.

Comme complément de cette organisation, MM. Michel Lévy et Littré ont fait une proposition, qui a été reproduite par notre collègue, et à laquelle je m'associe sans réserve : la création d'un ministère de l'hygiène et de la salubrité publiques. Ah! ce ne sera pas moi qui m'effraierai de cette concentration des pouvoirs, moi qui suis pénétré de la pensée que la décentralisation administrative mène directement à l'irresponsabilité !

Ce qui manque le plus à notre société française, a dit M. le Dr Armaingaud, c'est l'*esprit scientifique*. Que notre confrère me permette de ne pas complètement partager cette opinion. Non, Messieurs, ce n'est pas l'absence de l'esprit scientifique qui donne à la plupart de nos institutions un certain degré d'inefficacité et qui les empêche de produire les résultats qu'on serait en droit d'en attendre : c'est qu'en France, aujourd'hui plus que jamais, il y a deux qualités essentielles à toute société et qui nous font absolument défaut : *le sentiment du devoir* et *le respect de la loi.*

L'agriculteur comme l'industriel, quand ils ne possè-dent pas la science, savent parfaitement aller au devant d'elle et lui faire appel; ils savent aussi l'écouter quand elle sert leurs projets ou qu'elle favorise pour eux un bénéfice actuel; mais ils cessent de lui obéir quand elle contrarie leurs habitudes, ou qu'elle fait passer l'in-térêt général avant leurs vulgaires intérêts du moment.

Et ne croyez pas que cette appréciation soit celle d'un esprit inquiet ou fantaisiste; les faits de ce genre abon-dent; je désire vous en citer quelques-uns :

Tous les ans, dans les environs de Saint-André-de-

Cubzac, il se manifeste des épidémies de fièvres intermittentes ou de fièvres typhoïdes, quelquefois d'angines
couenneuses. La cause n'en est pas difficile à découvrir,
car chaque année, aux mêmes époques, il y a une
étendue considérable de terrains inondés par un ruis-
seau qui traverse plusieurs communes, et qu'on appelle
le Moron.

Or, les véritables, je devrais dire les seuls obstacles à
l'assainissement, non seulement du bassin du Moron,
mais de bien d'autres localités dans des conditions
analogues, on les trouve dans l'inintelligence, l'inertie
ou le mauvais vouloir des propriétaires intéressés.

Il s'agit pourtant à la fois de leur santé et de leurs
revenus annuels, qui sont de plus en plus compromis
par la stagnation des eaux !

Les avertissements du Conseil d'hygiène ne leur ont
pas manqué ; les ingénieurs du service hydraulique ont
dressé des projets d'assainissement et n'ont rien négligé
pour tâcher de réunir ces propriétaires en *Syndicat;*
l'Administration, de son côté, les a encouragés tant
qu'elle a pu ; l'État lui-même était disposé à leur
accorder de larges subventions ; efforts inutiles ! Ils aiment
mieux avoir la fièvre et se contenter d'une modique
récolte de bauge, sans bourse délier, que de contribuer
à l'amélioration de la santé publique et d'obtenir de
riches moissons dans quelques années, au prix d'un
sacrifice actuel quelconque.

C'est sous l'influence de considérations à peu près
pareilles que les éleveurs de sangsues, qui se sont
presque tous ruinés, ont retardé de plus de quinze ans,
malgré notre intervention persévérante, l'œuvre du
dessèchement dans la Gironde.

Il y a bien légalement un moyen de coercition : la loi

du 16 septembre 1807 renferme en effet les dispositions suivantes :

« Art. 35. — Tous les travaux de salubrité qui intéressent les villes et les communes seront ordonnés par le gouvernement, et les dépenses supportées par les communes intéressées.

» Art. 36. — Tout ce qui est relatif aux travaux de salubrité sera réglé par l'administration publique ; elle aura égard, lors de la rédaction du rôle de la contribution spéciale destinée à faire face à ce genre de travaux, aux avantages immédiats qu'acquerraient telles ou telles propriétés privées, pour les faire contribuer à la décharge de la commune dans les proportions variées et justifiées par les circonstances. »

Le difficile est d'arriver à l'exécution : on peut admettre qu'une commune accomplisse des travaux de cette nature, lorsqu'il s'agit de faire disparaître quelque cause d'insalubrité sur un point déterminé ; mais quand c'est le territoire entier d'une ou de plusieurs communes qui a besoin d'être assaini, et que tous ou presque tous les habitants sont, comme dans le cas actuel, hostiles aux projets de dessèchement, il n'y a évidemment aucune possibilité d'aboutir.

L'État seul, si la loi lui en conférait le droit, aurait les moyens et le pouvoir nécessaires pour faire exécuter d'office de semblables travaux, soit à ses frais, soit aux frais des intéressés ; mais ne pensez-vous pas avec moi, et surtout avec mes honorables collègues, MM. Malaure, inspecteur général, et Allard, ingénieur en chef des ponts et chaussées, qui, tant de fois parmi nous, ont traité cette intéressante question, que ce serait entrer dans une voie dangereuse et ouvrir la porte à bien des abus que de confier au pouvoir central la mission de faire le bien des gens malgré leur refus formel de s'y associer ?

Si nous passons maintenant à l'industrie intra-urbaine, nous verrons sans cesse la science venir à son secours, soit pour améliorer ses procédés, soit pour lui obtenir des classements moins désavantageux, toujours pour s'efforcer de confondre dans une égale protection l'industrie et la santé publique.

Eh bien ! que font les industriels pour reconnaître cette sollicitude ?

Ils s'empressent de ne suivre aucun des conseils qui leur sont donnés ou s'écartent à un tel degré et d'une manière si constante des conditions de leur autorisation, que notre cher et regretté collègue Clémenceau s'écriait, dans une de nos séances, avec cette voix incisive et cette forme imagée qui témoignait de la profondeur de ses convictions : « Messieurs, il faut nous arrêter dans la voie fâcheuse où nous sommes, nous organisons la peste ! »

C'est qu'en effet, tantôt il s'agit d'un laveur de laine qui altère les eaux d'une jalle parce qu'il est impossible d'obtenir que les premiers lavages soient exécutés dans des bailles disposées *ad hoc ;* tantôt d'une usine qui infecte tous les puits du voisinage parce qu'elle ne déverse pas ses eaux avec les précautions indiquées ; tantôt d'un industriel auquel on accorde de traiter des urines à vases clos et qui expose des matières fécales en plein soleil dans un large bassin situé à quelques mètres d'une maison de plaisance !

La conduite à tenir en pareil cas est toute tracée, il n'y a qu'à proposer d'urgence la fermeture de ces établissements insalubres pour cause d'infractions aux conditions d'autorisation. Le Conseil d'hygiène n'hésita pas à le faire pour cette dernière fabrique de produits ammoniacaux, et je dois dire que, sur son avis, l'usine ne tarda pas à être fermée par arrêté préfectoral. Mais l'industriel se pourvut en Conseil d'État. Le Conseil des arts et manufactures fut consulté ; on alambica sur nos conclusions ainsi

que sur la teneur de l'arrêté, et quand l'affaire eut passé
par l'interminable filière du formalisme administratif, on
finit par donner gain de cause à l'industriel contre le
préfet, qui n'avait qu'un droit *suspensif* et auquel peu
s'en fallut que des indemnités fussent réclamées devant
les tribunaux compétents.

Ah! qu'il est donc difficile de faire le bien, Messieurs,
et ne serait-ce pas une étrange illusion de croire qu'il
suffirait de réformer quelques-unes de nos institutions
pour arriver, en matière d'hygiène publique, à des
résultats sérieux et véritablement pratiques?

En administration, rien n'est isolé, tout est connexe,
et pour obtenir ces solutions nettes, radicales, rapides,
qu'exigerait la protection de la santé publique, il
faudrait, ce qu'à Dieu ne plaise! parce que le mieux est
l'ennemi du bien, toucher à l'ensemble d'une législation
qui fait l'admiration du monde entier et que nous aimons
à considérer à juste titre comme le palladium de nos
droits et de nos libertés.

J'ai dit pourtant quelque part :

« Il n'y a pas de pays mieux administré que la France
» sur le papier; il n'y en a pas de plus mal en réalité. »

Je n'hésite pas, Messieurs, à maintenir cette assertion,
mais comme elle pourrait vous paraître un peu sévère,
je tiens à exposer sur quels motifs je la fonde :

Le premier, c'est que le personnel dans lequel se recrute
l'Administration française manque absolument d'une
instruction spéciale; le second, c'est qu'il n'y a pas de
pays où il y ait plus de fonctions gratuites; le troisième,
c'est que, la politique planant toujours plus ou moins sur
les actes administratifs, l'indépendance et l'esprit de
suite font presque constamment défaut; le quatrième,
c'est que personne n'accomplit rigoureusement son devoir.

Les Anglais, qu'on aime à citer sans jamais chercher à les imiter, et qui sont, il faut l'avouer, bien autrement pratiques que nous, ont aussi des maires qu'ils nomment comme nous à l'élection, pour sauvegarder le principe libéral; mais leur mission est presque exclusivement représentative. Le véritable administrateur de la cité, qui reçoit à Londres plus de 100,000 fr. et à Glascow pas moins de 125,000, c'est ce qu'on appelle le *fown clerk* (clerc de la ville), pour lequel l'administration est une véritable profession qui a exigé de lui des études particulières et à laquelle il se consacre d'une manière exclusive.

Notre honorable collègue, dans son intéressant travail, cite les principales dispositions d'un projet de loi proposé au Parlement, relativement à l'organisation du service sanitaire. Ce projet peut constituer une amélioration sur l'état actuel des choses, mais d'ores et déjà, en Angleterre, chaque comté possède son comité de santé (*Board of trade*) nommé par ceux qui payent la taxe; et il paraît même qu'à chaque comité sont attachés un ou plusieurs médecins chargés de l'inspection de tout ce qui a rapport à l'hygiène publique, sans en excepter l'intérieur des maisons.

Ces fonctionnaires, car ce sont de véritables fonctionnaires, qu'on retrouve aussi bien dans les petites localités que dans les grandes villes, adressent leurs rapports aux comités sur les mesures qu'ils recommandent; le *Board of trade* les discute; il ne peut prendre de décision qu'avec le concours du *fown clerk* de chaque chef-lieu, mais ses décisions sont obligatoires.

Les fonds nécessaires à cet important service sont perçus au moyen d'une taxe proportionnelle sur les loyers de chaque habitant, sauf les pauvres auxquels les médecins du comité doivent leurs soins gratuitement.

On m'a affirmé qu'à Liverpool le médecin inspecteur de la salubrité ne reçoit pas moins de 50,000 fr. et que dans cette même ville, en temps d'épidémie, la taxe spéciale, connue sous le nom d'*impôt de la santé*, s'est élevée jusqu'à 5 pour 100 du prix du loyer.

Les *Board of trade*, ce sont évidemment les Conseils d'hygiène de France; mais ce qui nous manque, ce sont les agents sanitaires pour provoquer les mesures; ce sont les inspecteurs pour les faire exécuter; ce sont surtout des fonctionnaires suffisamment rétribués pour pouvoir consacrer leur existence à ces importants services.

Il y a dix ans au moins que nous demandons un inspecteur de la salubrité publique pour le département de la Gironde; c'est en 1871 seulement que le Conseil général l'a accordé, mais comme il n'a alloué pour ces pénibles et difficiles fonctions que la minime somme de 2,000 fr., on n'a encore trouvé personne à qui on ait pu les confier.

Vous voyez que je suis de ceux qui croient à l'utilité des inspections; je les considère, en effet, comme pouvant rendre d'incontestables services, et je ne crains pas d'affirmer que celle dont j'ai l'honneur d'être chargé depuis douze ans, n'a cessé d'avoir la plus salutaire influence sur l'exercice de la pharmacie dans le département de la Gironde, grâce à la bienveillante fermeté de mes deux collègues.

Il ne faudrait cependant pas se figurer, Messieurs, que ce fût là le *nec plus ultrà* de la protection. En pharmacie, par exemple, nous constatons bien la qualité des produits, mais comme la préparation échappe à notre surveillance, nous ne saurions empêcher que, dans le laudanum de Sydenham, le vin d'Espagne ne soit remplacé par le vin blanc ordinaire; que, dans le cérat, l'huile décolorée ne soit substituée à l'huile d'amandes douces; que, dans le looch blanc du Codex, le sirop d'orgeat ne prenne la place du lait d'amandes.

Que pourrait d'ailleurs l'inspection, même la plus vigilante, contre cette avalanche de *spécialités* qui, en réduisant la profession pharmaceutique à l'état d'exploitation industrielle, en abaisse de jour en jour le niveau scientifique et moral?

Puisque les Allemands sont devenus notre point de mire, cherchons donc à les imiter dans ce qu'ils font de véritablement pratique, et que, chez nous comme chez eux, les malades, au nom de leur propre sécurité et de notre dignité personnelle, ne puissent désormais se présenter dans une officine qu'avec l'expression détaillée de nos combinaisons thérapeutiques, et surtout avec l'indication précise des doses.

Des prescriptions ainsi faites témoigneront de connaissances en matière médicale dont les médecins se dispensent trop volontiers, et, pour leur exécution, le pharmacien, cessant d'être un simple marchand de drogues, sera dans l'obligation de revenir au laboratoire qu'il n'aurait jamais dû quitter.

Mais, pour arriver à un tel résultat, nous ne devons compter que sur nous-mêmes, car avec la tendance des esprits, et dans l'état actuel des choses, quelques lois qu'on édicte, quelques mesures qu'on prenne, il ne faut pas espérer pouvoir se soustraire d'une manière absolue à cette triste formule de notre époque, *gagner le plus possible, dans le moins de temps possible, avec le moins de peine possible !*

Gratuité des fonctions, insuffisance des traitements, telles sont donc, pour les employés de second ordre, les principales causes de nos mécomptes administratifs.

Et si maintenant nous jetons un coup d'œil sur nos premières autorités, sur celles qui centralisent en leurs mains l'administration tout entière, que voyons-nous? Des préfets qui, malgré la regrettable et constante obligation de faire marcher de front l'administration et la politique, étudient des affaires, combinent des plans d'ensemble, conçoivent des projets d'une haute importance pour le département qu'ils administrent, et sont emportés, au moment de les mettre à exécution, par un changement de gouvernement ou de ministère.

Des maires qui, malgré leur inexpérience administrative, sont obligés de partager leur temps entre leurs affaires propres et celles de la commune.

Est-ce le pouvoir qui les nomme? Ils ne tardent pas à se transformer en agents politiques, et seraient tentés de rééditer la parole célèbre.... l'État, c'est moi !

Est-ce le suffrage universel qui les désigne? Leur indépendance court de grands risques !

Je me souviens que me trouvant un jour en présence d'une grosse question de salubrité publique qui touchait aux plus graves intérêts, et qui restait sans solution depuis longtemps, malgré de nombreux rapports, malgré des démarches personnelles auprès de l'Administration préfectorale, je me rendis chez le maire de la commune intéressée, avec le rapport du Conseil d'une main, et une lettre très pressante du préfet, de l'autre.

L'accueil fut aussi cordial que possible, mais quand j'insistai pour la solution immédiate de l'affaire en question..., « après les élections, mon cher Président, me répondit-il, après les élections ! ! »

Beaucoup sont moins sincères, je devrais dire moins naïfs, mais presque tous pensent de même, et ce n'est pas sans quelque raison.

Celui de nos administrateurs qui a étudié, avec le plus d'intelligente activité, les grandes questions d'hygiène et de salubrité, est certainement notre honorable collègue Fauré, de regrettable mémoire.

Pendant les quelques années qu'il remplit les fonctions d'adjoint du maire, il s'occupa surtout avec le plus grand intérêt de ce qui concerne l'alimentation publique : taxe du pain, marchés de première main, vente à la criée, abattoirs, viande de boucherie, charcuterie, porcs ladres, etc., etc., et toutes ces questions furent de sa part l'objet d'arrêtés successifs qui portèrent une perturbation plus ou moins profonde dans un assez grand nombre d'industries.

Or, ce cher collègue était trop heureusement doué pour s'être fait des ennemis, mais, comme tous les hommes qui prennent à cœur de réformer des abus, il avait fait beaucoup de mécontents qui n'ont pas hésité à le lui faire comprendre quand est venue l'heure du scrutin ; il fallait trente-deux conseillers, son nom sortit de l'urne le trente-sixième ; ce fut là sa récompense !

Par ce temps de suffrage universel, il peut être très habile de ménager tout le monde, mais ce n'est pas ainsi qu'on prend, en temps opportun, les mesures nécessaires à la protection de la santé publique, et qu'on arrive à faire de l'administration sérieusement efficace.

Dans les grandes cités, on choisit généralement pour maires des hommes dont l'intelligence et l'activité peuvent, jusqu'à un certain point, suppléer à des connaissances spéciales qu'ils finissent par acquérir à la longue, quand on leur en laisse le temps ; mais dans les villes de second et de troisième ordre, dans les communes rurales, il n'en est malheureusement pas ainsi, et, là comme ailleurs, là plus qu'ailleurs peut-être, surgissent, à tout instant, des questions d'hygiène et de salubrité publiques de la plus haute importance : les marais, les flaques d'eau, les dépôts d'immondices, les cimetières, les fossés et les ruisseaux, dont les curages exigent des études d'ensemble, qui seraient bien mieux faites si elles passaient des mains des municipalités dans celles des préfets, pour être confiées au service hydraulique. Tout cela, notez-le bien, Messieurs, est soumis à des règlements spéciaux, et la plupart des maires ne se doutent pas de leur existence; sans compter qu'ils se trouvent incessamment aux prises avec des intérêts particuliers qui apportent non seulement des lenteurs, mais des obstacles de tout genre à l'accomplissement des mesures les plus urgentes. Ce sera une flaque d'eau bourbeuse et fétide qui se perpétuera indéfiniment dans le sein d'un village, parce qu'elle est sur la propriété d'un des meilleurs clients de M. le maire, qui est le notaire de l'endroit; un immense dépôt d'immondices qui donnera la fièvre à tous les habitants d'une commune par ses émanations putrides, et pour lequel on s'est dispensé de l'enquête exigée par la loi; ce seront d'innombrables fumiers déposés devant toutes les maisons d'une commune, devant celle du maire lui-même, et qui deviendront la cause d'une épidémie de fièvres graves; ce seront enfin des lavoirs infects dont l'exploitation sera tolérée sans autorisation préalable, comme on a pu le constater dans une des plus charmantes communes de l'arrondissement de Bordeaux, où les fièvres intermittentes sont endémiques.

Le croiriez-vous? j'y ai compté près de trois cents lavoirs dont voici en deux mots les conditions d'installation :

Un tiers sur des cours d'eau peu importants;

Un tiers sur des prises d'eau ou des retenues transformées en véritables mares bourbeuses;

Un tiers dans des propriétés privées, et consistant

exclusivement en deux grandes bailles installées près d'un puits. Dans l'une on savonne le linge, dans l'autre on le rince, et toutes les deux sont, trois ou quatre fois par semaine, déversées sur le sol qui, par cela même, se trouve transformé en un véritable marais de la pire espèce.

Grâce à de nombreux rapports, grâce à la vigilante sollicitude d'un nouveau maire, qui vint en aide au Conseil pour réparer les coupables négligences des administrations antérieures, ce triste état de choses s'est quelque peu amélioré; et cependant, pour assainir la contrée, il faudrait encore supprimer au moins les deux tiers de ces industries, c'est-à-dire priver brusquement de leur unique ressource un très grand nombre de familles pour lesquelles le blanchissage du linge est une sorte de spécialité. Or, quel est le préfet qui n'hésiterait pas à ratifier une mesure aussi radicale?

Tant il est vrai qu'on se trouve souvent en présence de certaines entraves par lesquelles on est forcément arrêté! Mais dans les cas auxquels je faisais allusion tout à l'heure, il est hors de doute qu'avec plus d'indépendance, moins d'incurie et d'incapacité, les populations eussent été préservées de dangers dont toute la responsabilité doit retomber sur les maires, qui ne savent pas comprendre l'importance de leur mission.

Puisque je passe en revue les différentes circonstances qui contribuent à donner à notre administration française un caractère peu pratique, je ne dois pas omettre, quelque difficile et délicat que puisse être le sujet en question, de signaler cette sorte d'omnipotence qu'on rencontre dans les services des cultes et de la guerre, et qui ne nous permettrait pas, j'ai des motifs de le craindre, quelle que fût notre organisation sanitaire, d'intervenir directement et spontanément dans les affaires qui les concernent.

Nous apprîmes, il y a quelques années, qu'une épidémie de fièvre typhoïde sévissait dans un orphelinat de Bordeaux; le Conseil en informa l'autorité, qui s'en émut; on s'adressa sans doute à qui de droit, mais le silence se fit autour de cette question, et la cause du mal resta ignorée.

Une de nos maisons pénitencières fut signalée à l'Administration préfectorale comme étant décimée par la phthisie pulmonaire.

Il s'agissait d'en rechercher la cause, et cette délicate mission nous fut confiée. Il me serait impossible de vous dire ce que nous éprouvâmes de difficultés et d'embarras de tout genre pour arriver à l'étiologie malheureusement trop complexe de cette endémie tuberculeuse; mais, ce que je peux vous affirmer, c'est que pendant de longues années les efforts de l'Administration restèrent absolument impuissants contre ce triste état de choses, qui durerait encore, sans doute, si l'établissement n'eût pas été supprimé.

Une maladie épidémique se déclare au Parc Bordelais sur les chevaux de la garnison, le nom de *morve* est prononcé; les habitants de Caudéran s'inquiètent, des pétitions arrivent à la Préfecture, qui croit devoir s'abstenir; mais le Conseil d'hygiène, prenant l'initiative, appelle sur ces faits la sérieuse attention de l'autorité; on le remercie de sa sollicitude, on lui annonce que des vétérinaires envoyés de Paris par le ministre de la guerre ont déclaré qu'il ne s'agissait pas de *morve*, mais d'une sorte d'état anémique provenant du surmenage des animaux pendant la guerre. On le tient gracieusement au courant de tout ce qui se passe jusqu'à la fin de l'épidémie; seulement on a l'air d'oublier qu'à côté de cette infirmerie militaire il y a des habitants qui en reçoivent les émanations, et que ces habitants dépendent de l'administration départementale.

Oserai-je soulever ici une question bien autrement grave et dont la solution est sans doute encore pendante : *adhuc sub judice lis est?* Plusieurs d'entre vous savent certainement ce que m'a donné de déboires et d'ennuis la question du marais de Belleville. Lorsque le Conseil d'hygiène la traita, il prit soin de la réduire aux proportions d'un dessèchement à opérer dans un pur intérêt de salubrité publique; plus tard, on en fit une affaire de caserne, et c'est alors qu'à juste titre une partie du Conseil municipal s'éleva avec force contre un semblable projet; mais depuis lors la question a été reprise; des inspecteurs militaires sont venus visiter les lieux; des rapports ont été faits; le Conseil d'hygiène, qui aurait pu donner de précieux renseignements sur cette affaire, a été mis complètement à l'écart; et l'on est à la veille de placer une caserne au milieu d'un marais, moins fangeux peut-être qu'à l'époque dont je parlais tout à l'heure, mais très incomplètement assaini, et à quelques mètres seulement d'un vaste cimetière dont les conditions hygiéniques vous sont connues.

Tout cela est certainement très regrettable, mais je me demande si des modifications même profondes dans notre organisation sanitaire seraient suffisantes pour en préserver les populations et s'il ne faudrait pas un remaniement complet du système administratif, qu'il n'est pas possible d'espérer avec les tendances décentralisatrices de notre époque.

En Angleterre, avons-nous dit, les décisions des comités sanitaires sont toujours obligatoires, et c'est

ce que notre collègue appelle de tous ses vœux pour nos
Conseils d'hygiène : je n'hésiterais pas, vous le comprenez, Messieurs, à m'associer à ce désir, si je n'étais
bien convaincu que le mot *obligatoire* n'a pas la même
signification en France qu'en Angleterre, et si je n'étais
sûr d'avance que, pour être traduites en actes utiles,
nos propositions ne rencontreraient pas moins d'ater-
moiements et de délais.

Y a-t-il, par exemple, une question plus grave et plus
digne d'intérêt au double point de vue de l'hygiène
publique et de l'approvisionnement des villes que les
boucheries foraines?

Le Conseil a, depuis longtemps, proposé une série de
mesures pour qu'on ne pût faire entrer aux barrières et
livrer au commerce que des viandes parfaitement saines.
Elles ont toutes été successivement inexécutées ou
déjouées; toutes sont restées sans résultat, et nous
avons acquis la certitude que, des communes limi-
trophes de Bordeaux, il arrive chaque jour sur nos
marchés des viandes avariées et malsaines qui sont
vendues pour des viandes de première qualité.

Une nouvelle étude de la question s'imposait donc à
nous avec un caractère d'urgence d'autant plus incontestable que les uns nient le danger des viandes provenant d'animaux tuberculeux, que d'autres l'affirment,
qu'enfin la lumière n'est pas faite sur ce point.

Nous avons dû alors visiter tous les abattoirs particuliers des environs, nous avons eu la preuve qu'il s'y
commettait les fraudes les plus compromettantes pour
la santé publique, et nous venons d'être fatalement
conduits, pour faire quelque chose d'utile, à demander
que tous les animaux destinés à notre alimentation
soient tués à l'abattoir général.

De cette façon la population bordelaise pourra s'approvisionner dans nos marchés en toute sécurité, puisque les viandes subiront l'examen d'un inspecteur spécial.

Mais qu'arrivera-t-il? C'est que de cette inspection découlera le classement des viandes en trois catégories, celui des bouchers en trois classes, le retour à la *taxe* pour chaque catégorie comme corollaire indispensable : et voilà comment une question d'hygiène publique au premier chef va se trouver immédiatement liée à une question d'économie sociale, va même friser une question politique.

Alors les partisans, aujourd'hui si nombreux, si ardents, de la liberté commerciale ne manqueront pas d'intervenir; ils traiteront l'affaire au point de vue du droit commun, et s'ils l'emportent, la population recommencera à manger des viandes avariées, en dépit des efforts tentés par les hygiénistes pour l'en préserver.

Sans savoir quelles sont à cet égard les opinions de notre collègue, je me demande s'il ne verrait pas, dans ce seul fait, un motif d'hésitation?

Personne plus que moi, je le répète, ne désirerait imprimer à nos décisions un caractère obligatoire, mais que d'obstacles j'entrevois à la réalisation de ce vœu, ne fût-ce que l'éternelle question des *voies* et *moyens !* C'est ainsi que la France passe pour être riche, qu'elle vient d'en donner une grande preuve, que les impôts de tout genre sont considérables, et que, presque partout cependant, les finances municipales sont obérées! Quelle qu'en soit la cause, qu'il ne m'appartient pas de rechercher ici, il faut pourtant bien considérer cette circonstance comme très atténuante, surtout quand il est raisonnablement impossible d'invoquer un autre motif, pour s'expliquer l'inaction de certaines administrations en présence d'avertissements réitérés, et de conseils dictés par l'intérêt général.

A qui viendrait, par exemple, la pensée d'accuser notre municipalité d'indolence ou d'incurie, lorsque c'est elle-même qui, par une lettre adressée à M. le Préfet à la date du 29 août 1871, priait ce magistrat d'inviter le Conseil d'hygiène à lui prêter son concours pour la recherche des causes d'insalubrité qui peuvent exister dans la ville de Bordeaux? Le Conseil se mit à l'œuvre avec la plus grande activité, et, le 15 octobre de la même année, il remettait un rapport dans lequel étaient étudiées avec détails les questions d'hygiène publique qui peuvent intéresser notre cité.

Dix-huit mois se sont écoulés, et j'ai le regret de vous dire qu'il n'y a pas une seule des conclusions du rapport qui ait eu jusqu'à présent un résultat quelconque.

A l'Abattoir, les conduits souterrains destinés à emporter directement dans l'égout le plus voisin toutes les eaux provenant du lavage des tueries et des triperies, sont encore à établir, et ces eaux ainsi que ces résidus s'écoulent toujours à ciel ouvert.

Les pavés des allées n'ont pas été remplacés par l'asphalte, et le sang, ainsi que les déjections des animaux abattus, séjournent encore dans les interstices.

Les suifs et les dégras, qu'il est expressément interdit de conserver pendant plus de vingt-quatre heures, continuent à s'accumuler dans les triperies, et c'est là que leur fonte se fait partiellement, lorsqu'elle ne devrait avoir lieu que dans la fonderie générale établie à l'Abattoir, conformément à l'art. 4 de l'ordonnance du 14 mai 1828. Or, tout le monde sait ce que ces fontes isolées apportent d'infection dans le voisinage, et jusque dans l'hospice des Vieillards.

4

La question du cimetière n'a pas fait un pas depuis cette époque; le terrain sur lequel il devra être transporté est encore à trouver, et peu s'en est fallu qu'on n'aggravât la situation actuelle, déjà presque intolérable, en multipliant le nombre des inhumations dans un même espace, par le système des *casiers-fosses*. Ce mode d'inhumation a été repoussé par le Conseil d'hygiène comme essentiellement compromettant pour la santé publique.

Les cours d'eau qui traversent Bordeaux sont dans les mêmes conditions d'insalubrité; rien n'a été entrepris pour le dessèchement des marais situés dans l'intérieur de notre ville, ni pour l'assèchement des caves du quartier Saint-André, qui, depuis la construction du grand collecteur du Peugue et de la Devèze sont continuellement inondées; enfin, tout est encore à faire pour le bourg de la Bastide, qne nous avons considéré, à juste titre, comme un véritable foyer d'infection et qui n'a même pas été l'objet des études d'ensemble indispensables à son assainissement.

Que conclure de tout cela, si ce n'est que les meilleures intentions viennent trop souvent se briser contre un *quid ignotum* qui échappe à une appréciation d'ensemble, mais qu'on rencontre sous tous les régimes, et qu'on pourrait bien ne pas voir disparaître avec des institutions nouvelles, à moins que les Conseils d'hygiène, ce qu'aucun de vous n'accepterait, ne fussent, au nom de la santé publique, armés d'un pouvoir discrétionnaire absolu, et dotés d'un budget illimité?

Vous vous tromperiez étrangement, Messieurs, si vous pensiez que je puisse avoir la ridicule prétention de formuler ici un projet d'organisation sanitaire. En prenant aujourd'hui la parole au sein de la Société, sur une question que je remercie mon honorable ami le D' Armaingaud d'avoir soulevée, mon seul et unique but était de mettre en lumière les obstacles sans nombre que trouvent les Conseils de salubrité dans l'accomplissement de leur mission.

Je comprends et j'oserais presque dire que je partage les impatiences de notre jeune confrère, parce qu'il s'agit en effet d'une question de premier ordre, d'un intérêt de première nécessité; mais ce n'est pas facile besogne que d'apporter des modifications radicales dans l'administration d'un pays, car, pour éviter un écueil, on risque de tomber dans un autre.

Ce qu'il y aurait peut-être de plus sage, en ce qui nous concerne, ce serait de travailler en commun à l'amélioration lente, progressive, d'institutions qui ont déjà rendu de véritables services et qui pourront en rendre de plus grands encore avec le concours dévoué de chacun de nous.

. . . .

. . . .

Les considérations qui précèdent me semblent pouvoir êtres résumées dans les propositions suivantes que j'ai l'honneur, Messieurs, de soumettre à votre appréciation.

I. — Depuis le commencement du siècle jusqu'à nos jours, les institutions d'hygiène publique, trop longtemps négligées, ont acquis un grand développement dont les diverses phases, il faut le reconnaître et s'en féliciter, ont coïncidé avec les transformations libérales qui se sont produites dans notre société moderne.

II. — Par la création, sur toute l'étendue de notre territoire, des Conseils d'hygiène, des Médecins des épidémies, des Commissions sanitaires, des Commissions d'inspection des pharmacies, drogueries, herboristeries et magasins d'épiceries, avec le complément d'un Inspecteur général des services sanitaires et du Comité consultatif d'hygiène de France, on a constitué un ensemble parfaitement homogène et très susceptible de rendre des services aux populations, mais qui pourrait être très utilement complété par un *ministère spécial*.

III. — Le meilleur moyen d'augmenter l'importance des Conseils d'hygiène n'est pas d'agrandir le cercle de leurs attributions : elles sont aussi étendues que possible ; c'est d'insister auprès des Préfets pour qu'ils les président plus souvent, mais surtout pour qu'ils obtiennent des Conseils généraux des allocations dignes du but essentiellement humanitaire que poursuit cette utile institution.

IV. — Ce qui fait défaut dans nos institutions d'hygiène publique, c'est moins l'initiative que le contrôle.

La nomination d'inspecteurs départementaux *ayant le droit de verbaliser*, et suffisamment rémunérés pour pouvoir consacrer tout leur temps à ces importantes fonctions, serait d'une urgence incontestable.

V. — Il faut faire des vœux pour que nous arrivions à une époque où nos administrateurs, n'ayant plus à s'occuper de questions politiques, pourront consacrer leur intelligence et leur dévouement à étudier les besoins des populations, et où ils cesseront d'être dans des conditions d'instabilité qui ne leur permettent pas d'acquérir l'expérience des affaires.

VI. — En Angleterre on *fait* des administrateurs, en France on les *improvise* : ce n'est pas le moyen de constituer une administration sérieuse.

Il serait à désirer que, désormais, les fonctions de maire ne fussent, autant que possible, confiées qu'à des hommes possédant des connaissances spéciales, et que le mode de nomination de ces magistrats assurât leur indépendance.

VII. — Ce serait une erreur de croire qu'il suffirait de

remanier, même de fond en comble, notre organisation
sanitaire pour obtenir cette prompte et rigoureuse exécution qui, par l'opportunité des mesures, en assure l'efficacité; une telle précision exigerait avant tout deux
qualités que nous ne possédons peut-être pas à un assez
haut degré : *le sentiment du devoir* et *le respect de la loi.*

VIII. — Vouloir imprimer aux décisions des Conseils
d'hygiène un caractère *obligatoire,* ce serait non seulement
porter atteinte à nos principes de liberté communale,
mais se heurter incessamment contre des difficultés et
même des impossibilités matérielles avec lesquelles on
est bien obligé de compter.

IX — Il serait plus prudent d'introduire des améliorations successives dans nos institutions actuelles d'hygiène
publique et de salubrité que de réclamer, les concernant,
des réformes radicales.

DISCUSSION SUR LES MÉMOIRES DE MM. ARMAINGAUD ET LEVIEUX.

M. Vergely ne veut pas engager une discussion sur le
fond même du sujet; ce qui lui importe, c'est de répondre
à une phrase de M. Levieux. M. Levieux, dans son travail,
s'élève avec force contre les tendances de la médecine
moderne; il regrette le temps des Andral, des Louis, des
Bouillaud, etc., et prétend que depuis on ne fait que de
petites choses avec de petits instruments. M. Vergely
proteste contre ces idées. Pour lui, la médecine moderne
suit glorieusement la voie que lui ont tracée les maîtres
de ce temps-là; elle s'affirme tous les jours par des découvertes éclatantes (le mot n'est pas trop hardi). Il pourrait
accumuler les citations pour prouver la justesse de ses
assertions; il n'en veut donner qu'une : c'est une phrase
d'Andral, qui regrette le temps où les instruments de physique et les recherches chimiques étaient appliqués à la

médecine clinique, et qui espère dans la génération à
venir pour relever la médecine et l'engager de nouveau
dans cette voie. Pour ce qui est des Allemands, M. Vergely
n'en est pas l'aveugle adorateur; mais il est forcé de le
reconnaître : tandis qu'avant 1830 les Allemands nous
devaient tout et nous prenaient tout, aujourd'hui ils sont
passés nos maîtres en beaucoup de choses.

M. Armaingaud commence par remercier M. Levieux
d'avoir apporté dans cette discussion l'autorité de sa
parole et de son expérience. Il ne veut pas aborder le fond
du sujet sans vider, au préalable, quelques questions
accessoires. Et d'abord, M. Levieux semble l'accuser d'une
admiration extrême pour les Allemands, de germanisme.
M. Armaingaud s'en défend. Rien, dans son travail, ne
vient à l'appui de cette accusation; lorsqu'il dit qu'en
beaucoup de choses nous nous sommes laissé dépasser
par les nations voisines, il a surtout en vue les Anglais;
et dans le cours de son travail, c'est toujours les Anglais
qu'il cite lorsqu'il veut montrer un exemple des améliorations ou des réformes que l'on pourrait introduire dans nos
institutions d'hygiène.

Une autre question incidente a été soulevée par
M. Levieux : il a dit que l'esprit scientifique n'est pas
assez répandu en France. M. Levieux prétend que ce n'est
pas l'esprit scientifique ni la culture scientifique qui nous
font défaut. En ce qui concerne la culture des sciences,
que l'on jette les yeux du côté de l'Allemagne, et l'on
verra que si nos savants de premier ordre valent bien
les leurs, toutefois ils sont moins nombreux et ils sont
isolés; ce sont des généraux sans armées. Quant à l'esprit
scientifique, M. Armaingaud persiste à croire qu'il est
moins répandu dans la nation qu'en Allemagne. Il n'en
veut pour preuve que l'extrême crédulité de la masse des
Français à l'égard de choses qu'une légère dose d'esprit
scientifique leur ferait rejeter comme des absurdités.
Lorsque, par exemple, on venait nous dire, pendant la
guerre, que Bazaine avait précipité quatre-vingt-dix mille
Prussiens dans les carrières de Jaumont, c'était à qui le
croirait le plus tôt, et, le lendemain, des chansons, des

gravures circulaient dans les rues, portant au loin ce glorieux événement. Si les populations avaient eu un peu d'esprit scientifique, l'habitude du contrôle, qui permet de discerner le vraisemblable de l'invraisemblable, elles n'auraient pas cru alors tous les mensonges qu'on leur débitait.

Passant au fond même du travail, M. Armaingaud pense qu'il y a trois points principaux à examiner. Le ministère de la santé publique, il n'en parlera pas, puisque M. Levieux y accède. Mais ce que M. Levieux n'accepte pas, c'est l'élection des Conseils par les corps compétents. M. Armaingaud pense qu'il n'est pas sans intérêt de faire remarquer que le système de l'élection a été préconisé, dès 1817, par la Société de Médecine de Bordeaux comme le seul mode de nomination offrant aux intérêts sanitaires les garanties suffisantes. Un Rapport, présenté devant cette Société sur des Mémoires envoyés en 1811 et 1815 sur les *améliorations dont la ville de Bordeaux est susceptible,* propose la création dans cette ville d'un Comité municipal de salubrité publique, et « afin que les choix ne tombent point sur des individus qui n'auraient point droit à cette confiance par leur mérite personnel, mais qui auraient surpris les magistrats par leurs intrigues ou leur protection, nous proposons, dit le Rapporteur, de confier la nomination des deux médecins et du chimiste à la Société de Médecine, celle de l'architecte et de l'ingénieur à la corporation des architectes réunis aux ingénieurs des ponts et chaussées, et celle du commerçant à la Chambre du commerce. »

Rien de plus rationnel, du reste, que cette proposition, que les médecins soient nommés par les médecins, les architectes par les architectes, etc. On objecte le préfet. Mais ce fonctionnaire n'a pas besoin d'être président; il pourra très bien assister aux séances, mais non comme président, simplement comme représentant du Gouvernement.

Le second point sur lequel M. Armaingaud n'est pas d'accord avec M. Levieux est celui qui se rapporte au droit d'initiative. M. Levieux prétend qu'il existe, et objecte une circulaire du Conseil supérieur. Ce document n'a pas la portée que M. Levieux lui attribue. La circulaire en question, rédigée par M. Tardieu, et envoyée par le ministre, ne confère pas un droit, mais exprime simplement un désir de l'Administration qui l'a adressée. Elle engage les Conseils à prendre plus d'initiative qu'ils ne font. Mais, encore une fois, c'est une tolérance, ce n'est pas un droit. Ce que M. Armaingaud demande, c'est un droit écrit dans la constitution même des Conseils; il n'est pas seul à le demander. Royer-Collard, le ministre Thouret le demandaient aussi, et Michel Lévy, dans la préface de son *Traité d'hygiène*, dit formellement que, sans ce droit, les Conseils seront toujours impuissants.

M. Armaingaud passe au troisième point de son travail, à l'obligation de consulter le Conseil, et surtout d'exécuter ce qu'il a décidé.

L'application est impossible, a dit M. Levieux. En pratique, on se heurtera sans cesse à des impossibilités matérielles; et il a cité des exemples pour venir à l'appui de son dire. M. Levieux n'a pas, par ces exemples, victorieusement combattu les idées de son adversaire. M. Armaingaud ne demande pas que les Conseils soient tout-puissants; il sait très bien que ce serait demander l'impossible. Ce qu'il veut, c'est que, dans certains cas spéciaux et désignés à l'avance, le Conseil puisse imposer sa volonté aux préfets. Par exemple, quand un Conseil aura déclaré que l'hygiène défend, d'une manière absolue, de bâtir un hôpital en un certain point et suivant un plan dont les dispositions sont reconnues contraires à toutes les règles de l'hygiène, il ne veut pas que le préfet, de sa propre autorité, puisse en décider autrement. Autre fait. M. Levieux a parlé du projet de construire une caserne au milieu d'un marais, projet contre la réalisation duquel, si l'Administration persiste, le Conseil d'hygiène, seul compétent, sera complètement impuissant, faute d'autorité suffisante. M. Levieux croit-il que, dans ce cas, il serait impossible de donner aux Conseils d'hygiène une autorité suffisante pour opposer leur *veto* à une pareille construction? Quant à l'affaire de Saint-André-de-Cubzac,

serait-ce donc faire une utopie de demander que les Conseils
d'hygiène eussent le pouvoir nécessaire pour obliger les
propriétaires de marais à les faire assainir avec le concours
toujours assuré de l'Administration? Lorsqu'une maison
se trouve sur le tracé d'un chemin de fer, on exproprie.
Pour bâtir un théâtre ou tout autre établissement destiné
aux plaisirs des habitants, sur l'emplacement choisi par
l'Administration, on a le droit de porter atteinte au droit
de propriété, en expropriant les propriétaires des maisons
qui occupent cet emplacement, et l'on n'aurait pas le
droit, lorsqu'il s'agit de l'intérêt de la santé publique,
d'obliger les propriétaires à assainir leurs immeubles, sous
prétexte que ce serait porter atteinte à la liberté individuelle et au droit de propriété! Mais cela se fait tous les
jours. Les quarantaines, qu'est-ce autre chose qu'une
atteinte à la liberté individuelle et à la liberté commerciale? M. Armaingaud se résume en demandant que,
dans certains cas spéciaux bien déterminés à l'avance (et
il prépare un travail sur ce sujet), les Conseils aient le
droit de faire respecter et exécuter leurs décisions. L'hygiène publique touche à tout, dit M. Levieux. Cela est
vrai; mais la santé publique passe avant tout, et il
ne faut pas craindre de gêner les intérêts particuliers
quand on parle au nom de la santé publique. Du reste,
M. Armaingaud ne méconnaît pas les difficultés que ren-
contrerait la mise en pratique des réformes qu'il demande;
mais il ne s'agit pas de savoir si cette application est
difficile, mais si elle est *impossible,* et dans le cas où il n'y
aurait que des difficultés et non impossibilité, si les intérêts qu'il s'agit de sauvegarder sont oui ou non assez
importants pour que l'on cherche à vaincre ces difficultés.

M. *Levieux* croit devoir faire remarquer que, dans le
débat actuel, il n'y a pas entre M. Armaingaud et lui une
grande divergence d'opinion. Il remercie même cet honorable collègue d'avoir soulevé cette importante question,
et le prie de croire que non seulement il s'associe à la
plupart de ses vues, mais qu'il va presque jusqu'à partager
ses impatiences.

« Nos institutions d'hygiène publique, dit-il, ont fait,

depuis le commencement de ce siècle, d'incontestables progrès. Tant qu'elles n'étaient que départementales et qu'elles dépendaient exclusivement de l'initiative des préfets, elles méritaient le juste reproche d'isolement et d'irresponsabilité; mais depuis 1849 il n'en est plus ainsi : la France entière est comme enveloppée d'un vaste réseau hygiénique. Dans chaque arrondissement il y a un Conseil de salubrité, et dans chaque chef-lieu un Conseil central chargé de centraliser les travaux de tous les autres.

» Que peut-on demander de plus complet, de plus général, de mieux agencé? Est-ce à dire cependant que tous ces Conseils fonctionnent avec une parfaite régularité? Non, Messieurs, car on se doute à peine de l'existence de quelques-uns d'entre eux. Mais ce n'est pas l'institution qu'il faut en accuser; c'est bien plutôt la négligence de quelques préfets, la parcimonie de certains Conseils généraux, enfin l'apathie des membres eux-mêmes des Conseils de salubrité.

» M. Armaingaud voudrait que la nomination des membres se fît à l'élection, au moins pour les médecins. Je le veux bien, et je dis même que les choix seraient probablement meilleurs; mais il faudrait, pour qu'il y eût homogénéité d'origine, que ce droit s'étendît aux autres membres des Conseils, que les architectes fussent nommés par les architectes, les ingénieurs par les ingénieurs. Et ne serait-ce pas créer, je le demande, d'inutiles difficultés?

» Quant à la présidence des préfets, je n'ai jamais constaté qu'elle apportât le moindre obstacle au fonctionnement libre des Conseils. Il arrive, au contraire, que les décisions prises en présence du préfet s'exécutent d'une manière plus précise et surtout plus rapide ».

M. Levieux passant ensuite au point le plus sérieux de l'argumentation de M. Armaingaud, au défaut d'initiative, continue en ces termes : « A la circulaire que j'ai citée, M. Armaingaud réplique qu'elle a été rédigée par M. Tardieu; qu'elle n'émane que du Comité consultatif d'hygiène et non du gouvernement. Mais, prenez-y garde, Messieurs, M. Tardieu n'a probablement rédigé cette cir-

culaire que sur la demande du ministre; et croyez bien
d'ailleurs que si elle a été communiquée officiellement à
tous les Conseils d'hygiène de France, c'est qu'elle a été
approuvée par le ministre de l'agriculture et du commerce, qui affirmait ainsi le droit d'initiative.

» Que dire enfin de ce ministère de la santé publique qui,
d'après M. Armaingaud, compléterait d'une manière si
heureuse l'organisation de l'hygiène publique en France?
c'est une idée centralisatrice, et par cela même je m'y
associe de grand cœur, car, pour moi, la décentralisation,
c'est l'irresponsabilité. »

« Nous nous sommes laissé devancer par les nations voisines, » a dit M. Armaingaud. Voilà ce que M. Levieux ne
veut, ni ne peut admettre. « Depuis nos récents malheurs,
ajoute-t-il, il n'est pas un discours, il n'est pas un travail
sérieux où on ne lise cette phrase stéréotypée sur le
même modèle. Je proteste de toutes mes forces contre
une semblable accusation, et sans avoir la moindre
intention de blesser mes deux honorables collègues,
MM. Armaingaud et Vergely, je soutiens encore et je
soutiendrai toujours que ce n'est pas avec les petits
instruments qu'on fait de la grande médecine. M. Vergely
a cité, il est vrai, une phrase du professeur Andral sur
l'utilité clinique des instruments de précision. Mais,
Messieurs, ce ne sont pas les instruments eux-mêmes que
je condamne, c'est l'abus qu'en font quelques cliniciens,
ainsi que la généralisation systématique de leur emploi. »

Revenant à son sujet, M. Levieux affirme de nouveau
que les Conseils jouissent de toute l'initiative dont ils ont
besoin; « mais ce qui leur manque, dit-il, c'est l'appui
et la générosité des Conseils généraux, c'est la création
d'inspecteurs départementaux chargés de verbaliser.
Mon honorable contradicteur, ajoute-t-il, demande que
les décisions des Conseils soient obligatoires; mais comment éviter en pratique toutes les difficultés qu'entraîne-
rait une pareille loi? Prenez, par exemple, la question du
dessèchement des marais du Moron. Faut-il, comme le
demande M. Armaingaud, forcer les propriétaires à exécuter des travaux d'assainissement? La loi de 1809 dit

bien que les travaux de salubrité seront ordonnés par le gouvernement et que les frais seront supportés par les communes; mais, dans ce cas particulier, ce n'est pas d'une seule commune qu'il s'agit, et je demande quel est l'administrateur qui consentira à faire exproprier tous les propriétaires des communes intéressées à ce dessèchement? Autre exemple : la loi oblige tous les pharmaciens à être diplômés; elle veut qu'ils habitent dans leur officine et qu'ils l'administrent eux-mêmes. Cela est clair. Eh bien! depuis quelques années, les jeunes gens, après deux ou trois ans d'études, achètent une pharmacie et prennent un gérant qui ne s'y tient jamais. L'Administration intervient, ordonne que la pharmacie soit fermée; mais on a recours à une vente fictive, et le Conseil d'hygiène, ainsi que l'Administration, se trouvent, par ce fait, désarmés en présence d'une illégalité flagrante.

» Tout ceci prouve, Messieurs, que ce n'est pas l'esprit scientifique qui nous fait défaut; mais que c'est surtout le sentiment du devoir et le respect de la loi.

» Du reste, voici en deux mots quelle est la conclusion de tout cela :

. » Les Commissions d'hygiène seront consultatives ou exécutives. Dans le premier cas, il faut savoir s'y résigner : leurs conseils seront quelquefois mis de côté, souvent même repoussés; mais si elles deviennent exécutives, hypothèse inadmissible, elles devront être armées d'un pouvoir discrétionnaire absolu, et surtout disposer de budgets illimités. »

M. Levieux termine en disant qu'il serait plus sage d'introduire des améliorations successives dans nos institutions actuelles d'hygiène et de salubrité, que de réclamer à leur sujet des réformes par trop radicales.

M. Armaingaud : Puisque notre collègue, M. Levieux, a renouvelé, dans sa seconde réponse, le reproche qu'il adressait à une des phrases de mon travail, où je rappelle que nous nous sommes laissé devancer par les nations voisines, je suis obligé, à mon grand regret, de revenir sur cette accusation si peu fondée. Voici textuellement la phrase incriminée par M. Levieux : « *En effet, je n'aurai pas de*

*peine à vous le démontrer, l'organisation de nos institutions
d'hygiène publique et administrative n'est nullement en
rapport avec l'état avancé de la médecine préventive et avec
les exigences croissantes de la civilisation moderne; et, sous
ce rapport, comme sous bien d'autres, nous nous sommes laissé
devancer par les nations voisines.* » Telle est la phrase dans
laquelle M. Levieux croit trouver « *un reste d'enthousiasme.
germanique mal dissimulé* ».

Or, j'ai déjà fait remarquer à M. Levieux que, dans
tout le cours de mon travail, je ne dis pas un seul mot
des Allemands; je ne compare nos institutions d'hygiène
publique qu'à celles de l'Angleterre, et quand je dis : *les
nations voisines*, j'entends parler de l'Angleterre et de la
Belgique, car je n'ai pas une connaissance suffisante des
institutions d'hygiène publique de l'Allemagne pour en
parler. C'est donc par suite d'une fausse interprétation
que M. Levieux m'accuse d'enthousiasme germanique,
et je suis étonné qu'il soit revenu sur une erreur déjà
réfutée.

D'ailleurs, alors même que j'aurais fait allusion à l'Allemagne et constaté l'état d'infériorité de certaines de nos
institutions, aurais-je pour cela manqué de patriotisme,
comme semble le reprocher M. Levieux à toutes les per-
sonnes qui affirment que sous bien des rapports nous
nous sommes laissé devancer par l'Allemagne? Je ne
le crois nullement, et je pense, au contraire, que le véritable patriotisme consiste, non pas à toujours admirer
notre pays et à toujours répéter que nous sommes « la
première nation du monde », mais à connaître ses défauts
et ses travers, afin qu'il puisse s'en corriger, dussions-
nous pour cela aller chercher nos modèles en Allemagne
ou en Angleterre. Certes, ce n'est pas l'habitude de nous
dénigrer et d'exalter nos voisins à notre détriment qui
nous a précipités dans des désastres que nous déplorons
tous; c'est bien plutôt cette funeste infatuation, cette
malheureuse tendance à nous croire le centre du monde
civilisé, qui nous a toujours conduits à ignorer profondément ce qui se passait chez nos voisins; c'est ainsi que
pendant que tous nos administrateurs et nos hommes

politiques répétaient à l'envi des phrases officielles comme
celle où M. Levieux nous affirme que nos institutions
administratives font l'admiration du monde entier, pendant que nos ministres affirmaient que nous avions la
plus belle armée du monde, les Allemands se préparaient
silencieusement à conquérir nos plus belles provinces et
à dévoiler l'ignorance et la présomptueuse incapacité de
nos chefs militaires, bien plus dignes encore de l'étonnement et de l'admiration du monde que l'administration
française dont notre honorable confrère, M. Levieux,
nous fait un si grand éloge.

Bien plus, il ne serait pas difficile de démontrer, par
contre, que si l'un de nous deux a eu des paroles d'une
sévérité excessive pour la nation française, ce n'est pas
moi qui les ai prononcées, mais bien notre honorable
collègue.

Il nous a dit en effet « qu'il n'y a pas de pays mieux
administré que la France sur le papier, mais qu'il n'y en
a pas de plus mal en réalité »; et il ajoute « que deux
qualités nous font absolument défaut : le sentiment du
devoir et le respect de la loi ».

Je passe à une autre question incidente qu'a soulevée
M. Levieux. Il adresse à la nouvelle génération médicale
un reproche qui ne me semble pas justifié. Je n'ai pas à
répondre à tous les griefs qu'accumule notre excellent
collègue contre la médecine expérimentale, ce serait trop
longtemps me détourner du but de la discussion actuelle,
mais je ne peux m'empêcher de relever le plus grave de
ces griefs; d'après M. Levieux, la tendance d'un certain
nombre de cliniciens, surtout de ceux qui usent et abusent
des instruments d'observation si multipliés, que les découvertes physico-chimiques ont mis à notre disposition,
c'est *d'aboutir à l'expectation,* au nihilisme thérapeutique;
et il nous a cité comme exemple un fait très grave qu'il a
vu, dit-il, de ses propres yeux, dans un hôpital de Paris :
un médecin aurait laissé mourir son malade faute de soins,
parce que, n'ayant pas en sa possession des moyens sûrs
et scientifiques à opposer à la maladie, il s'est contenté
d'en observer la marche jusqu'à la terminaison fatale.

J'ignore quelles justifications le clinicien dont parle M. Levieux pourrait apporter en faveur de son abstention; mais je répondrai à M. Levieux qu'*en fait,* dans la pratique médicale, il y a beaucoup plus de victimes d'une thérapeutique trop active que d'une thérapeutique trop réservée.

M. Levieux semble reprocher au médecin auquel il fait allusion un homicide par *omission;* on pourrait certes, avec beaucoup de raison, retourner cette accusation d'homicide contre beaucoup de praticiens, et les accuser d'homicide par *excès d'action thérapeutique,* ce qui est encore plus grave. C'est ainsi que la thérapeutique perturbatrice de Broussais a fait beaucoup plus de mal que n'en fera jamais la méthode expectante.

Mais, en réalité, il n'y a homicide d'aucun côté, chacun agit suivant sa conscience, suivant ses lumières et les résultats de son expérience. Seulement, ceux qui me semblent être dans la bonne voie, sont ceux qui cherchent à connaître la *marche naturelle des maladies* par l'observation, lorsque cette observation est possible, c'est-à-dire lorsqu'aucune indication thérapeutique précise ne se présente; c'est le premier pas à faire pour sortir de l'empirisme et de la routine; comment, en effet, savoir si c'est bien le traitement que vous avez institué qui a guéri votre malade, si vous ne savez pas comment se termine la maladie dont il est atteint lorsqu'elle est livrée à elle-même? Vous expérimentez sur l'homme, reprochez-vous à ces cliniciens, et vous n'en avez pas le droit. N'est-ce pas vous, au contraire, qui faites de votre malade un sujet d'expériences, et d'expériences dangereuses, lorsque vous lui administrez des médicaments dont l'efficacité est si peu certaine, que dans un grand nombre de cas il y a, pour la même maladie, autant d'espèces de médications qu'il y a de médecins ?

En réalité, la tendance actuelle n'aboutit nullement à l'abstention, mais uniquement à une observation attentive dans certaines maladies cycliques, attentive à rechercher les indications précises, et aussi décidée à agir énergiquement quand l'indication existe, qu'à s'abstenir lorsqu'elle ne se présente pas. Autrefois, dès qu'une pneumonie se déclarait, on pratiquait une saignée, ou l'on administrait le tartre stibié à haute dose, ou toute autre médication active; aujourd'hui, on ne se refuse pas à user de ces moyens, mais on ne les emploie que lorsque l'intensité de tel ou tel symptôme en démontre l'utilité; on pratiquera une saignée si la dyspnée est très intense, on donnera du tartre stibié ou de la digitale si l'intensité de la fièvre l'exige, et l'indication du vésicatoire se rencontrera souvent; mais il arrive quelquefois aussi que la marche de la maladie est telle qu'on n'a besoin d'employer aucun de ces moyens actifs, et l'on se gardera bien d'agir toujours et quand même, au risque de frapper sur le malade en ne voulant frapper que sur la maladie.

Je reviens maintenant au fond même du débat :

1° Je demande que le mode de nomination des membres des Conseils d'hygiène soit modifié, et qu'au lieu d'être désignés par le Préfet, incompétent, ils soient nommés à l'élection par les corps compétents : les médecins par le corps médical, les ingénieurs par les ingénieurs, etc.

M. Levieux accepterait volontiers cette réforme, mais il signale la difficulté d'appliquer le système de l'élection aux Conseils d'hygiène des petits arrondissements; je ne crois pas que cette difficulté soit insurmontable; mais, le serait-elle, il resterait toujours à appliquer les élections aux Conseils centraux d'hygiène publique siégeant dans les chefs-lieux de département.

M. Levieux déplore le défaut de zèle d'un grand nombre de membres des Conseils d'hygiène qui ne se rendent pas régulièrement aux séances et qui ne participent que très incomplètement à leurs travaux; l'élection des membres serait précisément le meilleur moyen de les obliger à l'assiduité; en effet, les membres des Conseils d'hygiène cesseraient ainsi d'être irresponsables, ils auraient à justifier le choix dont ils auraient été honorés, et à répondre devant leurs électeurs de l'accomplissement de leur mandat. De plus, ils seraient complètement indépendants de l'Administration, dont ils pourraient, dès lors, contrôler les actes au point de vue sanitaire.

Quant à la présidence des Conseils, j'ai demandé qu'elle fût donnée à un membre du Conseil, et non au Préfet qui, dans l'organisation actuelle, est Président de droit.

M. Levieux me répond que son expérience lui a démontré que jamais la présence du Préfet n'apporte le moindre obstacle au fonctionnement libre du Conseil; qu'au contraire, les décisions prises en présence du Préfet ont toujours eu une plus facile exécution.

Or, je crois, comme M. Levieux, que la présence du Préfet dans le Conseil d'hygiène ne peut qu'être très utile, et, loin de la regretter, je voudrais, au contraire, qu'elle devînt obligatoire, ou du moins que la présence, dans les Conseils, d'un représentant de l'Administration fût obligatoire.

Mais il ne s'en suit pas qu'ils doivent remplir les fonctions de Président; j'y vois beaucoup d'inconvénients et nul avantage. Le Préfet pourrait occuper, dans le sein du Conseil, la place qui lui est désignée dans les Conseils généraux, à côté du Président, avec le droit de prendre part aux délibérations et le devoir de répondre aux demandes d'informations.

2º Je réclame pour les Conseils d'hygiène et le Comité central de Paris le *droit d'initiative*, et une plus grande autonomie, c'est-à-dire le droit de fixer leur ordre du jour, d'avertir l'autorité et de la tenir en éveil sur tous les faits qui intéressent la santé publique; enfin, le droit de publier le compte-rendu de leurs travaux.

M. Levieux persiste à affirmer que ce droit d'initiative existe, et, pour le prouver, il cite une circulaire ministérielle affirmant aux Conseils d'hygiène qu'ils sont pourvus de la plus large initiative, et les engageant vivement à en user.

J'ai dit à M. Levieux que je connaissais ce document, qui a été rédigé par le professeur Tardieu, mais je n'ignorais nullement, comme semble le croire M. Levieux, qu'il a été adressé aux Préfets, non par M. Tardieu, mais par le Ministre, et au nom de l'Administration; mais il ne prouve nullement que les Conseils aient le *droit* d'ini-

tiative; il prouve simplement que le Ministre, qui a
envoyé cette circulaire, *accordait* une grande initiative
aux Conseils; or, ce n'est pas là ce que je réclame pour
eux : je demande un droit reconnu, et ceci n'en est pas
un, car cette initiative accordée par un Ministre aujour-
d'hui, un autre Ministre, demain, peut la retirer.

D'ailleurs, non seulement ce droit n'existe pas, mais
encore il ne peut exister dans l'organisation actuelle;
tant que les membres seront désignés par les *Préfets*, ils
seront sous la dépendance de l'Administration.....

Il faut donc bien s'entendre sur le caractère de la modification que je demande : c'est que le droit d'initiative
soit inscrit dans le décret constitutif des Conseils d'hygiène, et qu'il ne puisse dépendre d'un Ministre de
l'accorder ou de le refuser.

Ce qui prouve que mon interprétation est la bonne et
non celle de M. Levieux, c'est que tous les hygiénistes
qui se sont occupés de l'organisation de l'hygiène publique
l'ont compris ainsi. Je vous ai déjà cité, dans la dernière
séance, les noms de Michel Lévy et du professeur Fonssagrives, mais je ne vous ai pas cité textuellement leurs
paroles, les voici : Michel Lévy s'exprime ainsi dans son
Traité d'hygiène : « Tandis qu'en Angleterre et dans
d'autres pays une initiative réelle est assurée aux médecins investis de charges sanitaires, leur intervention, en
France, est subalternisée ou absorbée par l'élément administratif. Il est permis d'espérer pour la médecine un rôle
plus efficace, fondé sur la réunion du savoir et de l'initiative. » (*Introduction,* 5ᵉ édition, 1869, p. 17.) « La prophylaxie officielle sera insuffisante, dit-il plus loin, tant
que la médecine sera dénuée d'initiative et n'aura pas sa
place dans le cycle des autorités du pays. » (T. II, p. 378.)

Je cite maintenant le professeur Fonssagrives : « Il
manque aux Conseils d'hygiène l'initiative qui rendrait
leur activité plus féconde. » (*Gazette hebdomadaire,* 1869,
p. 741.)

C'est encore ainsi que l'ont compris les membres de la
Société de Médecine de la Rochelle et le Conseil général
de la Charente-Inférieure, comme le prouve la pétition

qu'ils ont adressée l'année dernière à l'Assemblée nationale, sur la *réorganisation de nos institutions d'hygiène
publique*. « Les Conseils, est-il dit dans cette pétition, sont
complètement dépourvus d'initiative et sous la plus
complète dépendance de l'Administration, qui peut les
utiliser ou résoudre à son gré les questions hygiéniques. »

En ce qui concerne le *Comité central d'hygiène publique*
de Paris, voici un paragraphe tiré d'un document qui
émane du Ministre lui-même, et qui ne laisse aucun doute
sur le défaut d'initiative :

ARTICLE V *du Décret de réorganisation du Comité central d'hygiène
publique de France* (1869). — Le Comité se réunit une fois par
semaine. L'ordre du jour et le mode de ses délibérations sont
réglés par les arrêtés du Ministre.

Enfin, lisez l'Introduction du premier volume du
Recueil des travaux de ce même Comité, et vous y appren-
drez de M. Tardieu lui-même que l'initiative fait à ce point
défaut à ce Comité, que, jusqu'en 1871, l'Administration
lui a toujours refusé l'autorisation de publier ses travaux,
et c'est seulement depuis cette époque, et grâce au libéra-
lisme de M. Lefranc, alors ministre, que cette publication
a été autorisée.

3° J'arrive enfin à la troisième modification que je propose dans l'organisation des Conseils d'hygiène : le caractère obligatoire à donner à certaines décisions de ces
Conseils.

M. Levieux dit à ce sujet qu'il désirerait tout autant
que moi que leurs décisions eussent ce caractère, mais
il ne pense pas que cette force coactive puisse être mise
en pratique, et cela pour deux motifs principaux :
le premier, c'est qu'il faudrait bouleverser de fond en
comble tout notre système administratif; le second, c'est
qu'on se heurterait à chaque instant à des difficultés
financières.

Invoquer l'impossibilité de réalisation d'une réforme
que l'on déclare d'ailleurs excellente en elle-même, et dire
qu'elle ébranlerait tout le système administratif, c'est
opposer à une réclamation précise une réponse vague et

sans consistance suffisante, c'est la réponse que font toujours ceux qui craignent de faire un pas en dehors de la voie tracée, et je m'étonne qu'un esprit aussi ouvert et aussi libéral que M. Levieux s'en serve comme d'un argument sans réplique; il ne suffit même pas, comme l'a fait notre collègue, de me citer des cas dans lesquels la complexité des éléments en question est telle, que la mise en pratique des décisions des Conseils serait impossible, ce n'est pas pour ces cas que je réclame le caractère obligatoire de leurs décisions, et c'est pour ceux que je cite qu'il devrait me prouver que la réalisation est impossible; par exemple, je demande qu'il ne soit pas possible à un Préfet ou à un Maire, lorsque le Conseil d'hygiène a déclaré que le plan d'un hôpital ou d'un lycée que l'on veut bâtir présente des dispositions contraires aux règles les plus élémentaires de l'hygiène, je demande qu'il ne soit pas possible à un Préfet ou à un Maire de passer outre et de construire suivant le plan condamné; si le Conseil d'hygiène déclare que le nouveau cimetière doit être situé à l'est de la ville et sur un coteau, je ne voudrais pas qu'il fût possible au Maire de le placer à l'ouest et dans une plaine.

Je ne veux pas énumérer ici toutes les circonstances très nombreuses où la nécessité de l'obligation, appliquée aux décisions des Conseils, est tout aussi évidente. Mais que M. Levieux me démontre que, dans les cas que je viens de citer, l'obligation serait irréalisable et qu'elle bouleverserait nos institutions administratives, c'est tout ce que je lui demande, à la place des généralités qu'il m'oppose.

Quant aux difficultés financières, elles sont la conséquence du défaut d'autorité; un Conseil général et un Conseil municipal ne tiennent guère compte, dans leurs délibérations budgétaires, d'un Comité d'hygiène, qui ne leur apparaît guère que comme un rouage accessoire de la machine administrative. Si, au lieu d'être ainsi subordonnés, les Conseils jouissaient d'une existence indépendante et d'une autorité effective, un budget spécial et sérieux leur serait forcément accordé, au lieu des quelques centaines de francs qu'on leur marchande chaque année.

M. Levieux regrette d'être obligé de revenir sur des questions qu'il croyait jugées.

Il ne peut que renouveler à M. Armaingaud ses félicitations d'avoir fait plus particulièrement allusion à l'Angleterre quand il a dit que nous nous laissions devancer par nos voisins ; mais son honorable contradicteur ne le trouvera pas aussi débonnaire à l'endroit de la médecine expectante. C'est pour lui une question de conscience.

M. Levieux manifeste un véritable étonnement d'entendre M. Armaingaud avouer sans hésitation qu'il aimerait mieux avoir à se reprocher un homicide par abstention qu'un homicide par exagération thérapeutique. Quant à lui, ce qu'il préfère, c'est de n'avoir à s'adresser ni l'un ni l'autre de ces reproches.

Il reconnaît volontiers que la médecine physiologique de Broussais, que la méthode jugulante du professeur Bouillaud ont pu avoir de désastreux résultats, surtout entre les mains d'élèves inintelligents qui ne juraient que par la parole du maître. « Mais au moins, ajoute-t-il, au fond de tout cela il y avait une idée, tandis que de nos jours, quand on a mis en usage les nombreux moyens que la science moderne a mis à notre disposition pour reconnaître une maladie, nous ne nous trouvons plus en présence que de la *médecine expectante* ou de l'*empirisme*, qui n'offrent pas moins de danger l'une que l'autre.

» Il semble vraiment qu'on oublie, continue M. Levieux, que la médecine est faite pour guérir ou pour soulager quand elle ne peut pas guérir. »

Il est bien d'avis qu'on s'abstienne tant que le diagnostic n'est pas fait, mais, une fois la maladie connue, il pense qu'on n'a plus le droit de ne pas employer les moyens dont on a constaté l'efficacité dans des cas analogues.

En ce qui concerne la nomination des membres du Conseil d'hygiène, M. Levieux serait très disposé à se ranger à l'avis de M. Armaingaud, mais il se demande comment on pourra procéder pour l'élection de ceux qui n'appartiennent à aucun corps, les industriels et les agriculteurs par exemple.

A l'appui de l'opinion qu'il a plusieurs fois exprimée dans le cours de cette discussion, que les Conseils d'hygiène jouissent de l'initiative la plus complète, M. Levieux donne lecture d'une circulaire ministérielle toute récente dans laquelle ce droit est affirmé de la manière la plus absolue.

Après avoir donné lecture de cette circulaire qui a pour but de réorganiser les Conseils d'hygiène d'arrondissement, dont la plupart ne se réunissent jamais, M. Levieux soutient qu'il vaudrait mieux les remplacer par des délégués ayant pour mission de donner au Conseil central les informations et renseignements nécessaires à l'étude des différentes questions qui pourraient leur être soumises. De cette façon, on éviterait les petites passions locales et des intérêts de clocher qui ont trop souvent une grande influence sur la solution des affaires même les plus importantes.

« M. Armaingaud réclame surtout l'autonomie des Conseils, mais il oublie qu'en administration tout est connexe et que le ministère de la santé publique, lors même qu'il existerait, serait dans la nécessité d'avoir des relations constantes avec le ministère de l'intérieur, de la guerre, des cultes et des finances surtout, et que de ces relations mêmes naîtraient infailliblement des entraves et des difficultés telles qu'il serait absolument impossible d'imprimer un caractère obligatoire aux décisions des Conseils départementaux. »

M. Levieux cite ici plusieurs exemples qui témoignent que les décisions les meilleures et même les plus urgentes des Conseils d'hygiène au point de vue de la santé publique, ne pourraient pas toujours être mises en pratique, alors même que de consultatifs les Conseils deviendraient exécutifs, ce qui n'est pas admissible. Puis il termine en se demandant ce que veut dire le mot *obligatoire*.

« Cette expression, dit-il, a-t-elle la même signification en Angleterre qu'en France? et la véritable sanction d'un acte obligatoire n'est-elle pas dans la possession de deux qualités qui nous font absolument défaut : *le sentiment du devoir* et *le respect de la loi ?* »

M. Armaingaud : M. Levieux me fait dire que j'aimerais
mieux avoir à me reprocher un homicide par abstention
qu'un homicide par exagération thérapeutique, et il a
ajouté que, quant à lui, il préfère n'avoir à s'adresser ni
l'un ni l'autre de ces reproches. Je lui répondrai que moi
aussi je préfère n'avoir à m'adresser ni l'un ni l'autre de
ces reproches; mais j'ai simplement constaté que si,
comme le dit M. Levieux, certains médecins méritent le
reproche d'homicide par abstention, ce que je nie, il en
est un beaucoup plus grand nombre qui mériteraient
d'être accusés d'homicide par excès d'action, ce qui
serait encore plus grave. Mais là n'est pas la question,
M. Levieux a vivement critiqué les tendances de la médecine contemporaine, et j'ai essayé de lui montrer que ces
tendances ne méritaient pas cet excès de sévérité; que,
dans leur ensemble, elles étaient, au contraire, un signe
des progrès qu'a faits l'art de guérir dans ces dernières
années; il faut respecter la tradition et la conserver dans
ce qu'elle a de bon, mais non s'y attacher aveuglément.
Vous dites que vous ne comprenez l'abstention que lorsque le diagnostic n'est pas fait; mais dès que la maladie est
connue, il faut, dites-vous, agir promptement. Je conteste
que cette règle s'applique à tous les cas; il existe, en effet,
un certain nombre de maladies qui marchent d'elles-
mêmes vers une issue favorable. C'est une notion acquise
par ces procédés nouveaux contre lesquels vous vous
élevez, et c'est pourtant un des grands services qu'ils ont
rendus aux médecins et aux malades; or, dans ces maladies, l'abstention thérapeutique, la neutralité attentive
est souvent indiquée, et l'hygiène fait tous les frais du
traitement.

Mais je ne veux pas insister; ce sont là des digressions
dans lesquelles M. Levieux m'a entraîné. Dans le mémoire
qui fait l'objet de cette discussion, je ne parlais nullement
des procédés et des tendances de la médecine contemporaine, je ne m'occupais que de nos institutions d'hygiène,
et c'est M. Levieux qui a pénétré dans un domaine étran-
ger où il m'a forcé de le suivre.

Notre cher collègue se plaint d'être obligé de revenir

sur des questions qu'il croyait jugées. Si je reproduis mes premiers arguments, c'est qu'il n'a nullement modifié les siens et qu'il n'a pas répondu aux questions que je lui posais.

Par exemple, je suis bien obligé de persister à dire que les Conseils d'hygiène n'ont pas le *droit d'initiative*, puisque M. Levieux, après nos explications sur ce que j'entends par ce droit, ne tient pas compte de ces explications. Je lui ai déjà fait remarquer que les circulaires ministérielles qu'il a citées ne conféraient pas un *droit d'initiative*, que ce qu'elles contenaient ne répondait nullement à ce que je demande, etc.

Il nous cite une nouvelle circulaire dans le même sens ; celle-ci ne prouve pas plus que les autres contre ma thèse, puisque, après cette circulaire comme avant, un second ministre succédant à celui-ci a parfaitement le droit de refuser aux Conseils l'initiative accordée par le premier. Je le répète, ce que je demande, c'est que le droit d'initiative soit inscrit dans la constitution même des Conseils d'hygiène.

En ce qui concerne le système de l'élection des membres, M. Levieux est très disposé à se ranger de mon avis, mais il me demande comment on pourra procéder à l'élection de ceux qui n'appartiennent à aucun corps, les industriels et les agriculteurs par exemple ; la réponse est bien simple : les agriculteurs seraient nommés par la Société d'agriculture ou par le Comice agricole, les industriels et les commerçants par la Chambre de commerce. Il me répondra peut-être qu'il y a un Conseil central d'hygiène dans chaque département, et qu'il n'y a de Chambres de commerce que dans un petit nombre de villes ; mais dans les départements où il n'y a pas de Chambre de commerce, il ne serait pas très difficile de trouver des Sociétés ou des institutions industrielles ou commerciales qui seraient aptes à élire un membre du Conseil d'hygiène.

Pour le *caractère obligatoire* à donner aux décisions des Conseils, M. Levieux ne m'ayant pas opposé d'arguments nouveaux, je crois inutile de reproduire mon argumentation.

Je ferai remarquer toutefois que ma proposition sur l'*obligation* n'est pas nouvelle, et qu'elle a déjà été faite par Michel Lévy et par le professeur Fonssagrives, deux hommes qui ne sont rien moins que de purs théoriciens en hygiène publique, et qui connaissent à fond le maniement du mécanisme administratif, avec lequel ils ont été plus d'une fois en conflit.

Dans la préface de son *Traité d'hygiène* que j'ai citée à propos du droit d'initiative, Michel Lévy signale comme un des vices principaux de l'organisation actuelle, le caractère *purement consultatif* des attributions des Conseils. « Là, dit-il, est l'infirmité de notre institution sanitaire en France, dans l'ordre civil comme dans l'armée. » Le professeur Fonssagrives demande également que l'on munisse les Comités d'hygiène de « l'autorité qui donnera une sanction effective à leurs avis ou à leurs interdictions. » Qu'il y ait beaucoup de résistances à vaincre pour arriver à la réalisation des réformes demandées, je n'en doute pas. Mais, je le répète, si, comme le pensent Michel Lévy, M. Fonssagrives et M. Littré, il y a seulement difficulté mais non impossibilité, il s'agit uniquement de savoir si les intérêts de la santé publique sont assez importants pour que l'on cherche à vaincre les difficultés d'application. L'Académie de Médecine de Paris, qui, en ce moment même, s'occupe de la réorganisation du service de santé de l'armée, n'ignore pas non plus combien d'obstacles rencontrera l'exécution des réformes qu'elle demande; l'Intendance a tenu en échec depuis plus de trente ans tous les réformateurs, en s'appuyant sur les difficultés d'application, en invoquant la nécessité de maintenir l'homogénéité administrative, l'unité de direction, etc.; toutes ces résistances n'empêchent pas l'Académie de Médecine d'affirmer la nécessité de soustraire le service de santé militaire à la tutelle de l'Intendance, et de réclamer l'autonomie du corps de santé; quel que soit le résultat, l'Académie aura fait son devoir et le corps médical n'aura pas abdiqué; or, je demande que la Société de Médecine fasse de même pour l'organisation de l'hygiène publique; qu'elle se prononce sur ce qu'il y a de mieux à faire, sur ce qui doit être, et, quelque chose qu'il advienne, elle aura fait son devoir.

J'ai dit, dans la dernière séance, qu'une des applications les plus fréquentes du *droit de veto* que les Comités d'hygiène pourraient exercer, serait la construction des bâtiments publics, et même des habitations privées. Mais l'exercice de ce droit aurait pour condition préalable la promulgation d'une loi réglementant les constructions.

Quelques-uns de mes collègues se sont vivement récriés contre cette proposition d'une loi qu'ils trouvent vexatoire et attentatoire à la liberté individuelle. Pour être logiques, ces honorables confrères devraient, à plus forte raison, demander l'abrogation de la loi sur les expropriations, qui attente à un droit bien plus fondamental, au droit de propriété. Dans tous les cas, cette proposition n'est pas nouvelle; elle a déjà été formulée par plusieurs Conseils d'hygiène, et approuvée par le professeur Tardieu et par M. Vernois. « Les Conseils d'hygiène ont demandé avec instance une loi qui réglât les constructions dans les villes, sous le double rapport de la salubrité publique et privée; tant que le législateur n'interviendra pas plus avant qu'il n'a fait jusqu'ici, la santé des citoyens sera livrée à la cupidité des entrepreneurs. » (Tardieu, *Dictionnaire d'hygiène publique*, article *Habitation*, p. 376, édition de 1862.)

« Il devrait y avoir, dit M. Vernois, un Conseil des bâtiments privés auquel serait soumis tout plan de construction projetée, et dans lequel entreraient plusieurs membres des Conseils d'hygiène; ces idées ne sont pas trop restrictives des droits et de la liberté de chacun. Déjà l'autorité fixe la hauteur et souvent la forme des maisons, la disposition des façades, la saillie des boutiques, le mode et les agents de distribution du gaz d'éclairage et de l'eau, la construction des fosses d'aisances, etc. (*Hygiène industrielle*, p. XI.)

Espérons que la réalisation de ces vœux ne se fera pas trop longtemps attendre!

Enfin, Messieurs, je terminerai, en ce qui me concerne, cette discussion, comme je l'ai commencée, en remerciant, au nom de la Société, notre confrère Levieux, d'avoir bien voulu, malgré son état de fatigue, apporter dans cette discussion les lumières de son expérience et l'autorité de sa parole.

M. Armaingaud demande à la Société, afin que cette discussion ait un résultat utile, de voter sur les conclusions suivantes :

1º Les Conseils d'hygiène seront soumis à l'élection;

2º Le droit d'initiative leur sera conféré par la loi; ils règleront eux-mêmes l'ordre de leurs délibérations;

3º Les délibérations des Conseils d'hygiène, dans certains cas dont il reste à faire l'énonciation, seront forcément exécutées par l'Administration;

4º Il doit être créé un ministère de la santé publique.

M. Venot ne croit pas que la Société, qui du reste n'est plus en nombre, puisse voter sur une question, comme la troisième, par exemple, qui crée des catégories, et ferait tout simplement une loi d'exception.

M. Boursier est d'avis que le vote soit annoncé à l'ordre du jour de la prochaine séance.

M. le Président consulte la Société, qui est d'avis de renvoyer le vote à la prochaine séance, la discussion étant déclarée close.

L'ordre du jour appelle le vote sur les conclusions du travail de M. Armaingaud.

M. Levieux propose, de son côté, les conclusions suivantes :

« La Société de Médecine et de Chirurgie, après avoir entendu la lecture du travail de M. le Dr Armaingaud, la réponse de M. le Dr Levieux, et la discussion à laquelle ces deux Mémoires ont donné lieu;

» Considérant que les questions d'hygiène s'imposent *d'urgence* dans les conditions d'existence des sociétés modernes;

» Considérant que nos institutions actuelles d'hygiène publique ont déjà rendu des services, mais qu'elles laissent beaucoup à désirer au double point de vue de la régularité de leur fonctionnement et de leur application pratique,

» Émet le vœu que des améliorations successives soient apportées dans l'ensemble de nos institutions d'hygiène publique et de salubrité. »

M. Lafargue ne croit pas que la Société doive se prononcer sur aucune de ces conclusions. Jusqu'ici, la Société n'a jamais voté que sur des conclusions émanant d'une Commission ou d'un membre de la Société chargé d'un Rapport.

M. Armaingaud croit, au contraire, qu'il existe des précédents en sa faveur. D'ailleurs, la Société a été régulièrement convoquée justement dans le but de voter sur les conclusions de son travail.

Les deux honorables contradicteurs insistent.

Une discussion s'engage sur ce point, à laquelle prennent part MM. Boursier, Desmaisons, Lande, Douaud, Dudon et Demons.

La Société, consultée par M. le Président, décide qu'elle ne votera point sur les conclusions des travaux de MM. Armaingaud et Levieux.

M. Armaingaud, après cette décision, demande la nomination d'une Commission chargée d'examiner ces travaux.

M. le Président renvoie au Conseil d'administration la nomination de cette Commission.

La section d'hygiène chargée, sur la proposition du Conseil d'administration adoptée par la Société, d'examiner les mémoires de MM. Armaingaud et Levieux, présenta et fit voter, dans la séance du 28 novembre 1873, les conclusions qui ont été insérées en tête de ce volume.

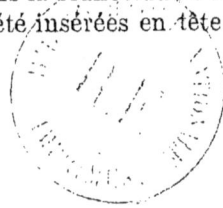

Bordeaux. — Imp. G. GOUNOUILHOU, rue Guiraude, 11.

www.ingramcontent.com/pod-product-compliance
Lightning Source LLC
Chambersburg PA
CBHW050625210326
41521CB00008B/1384